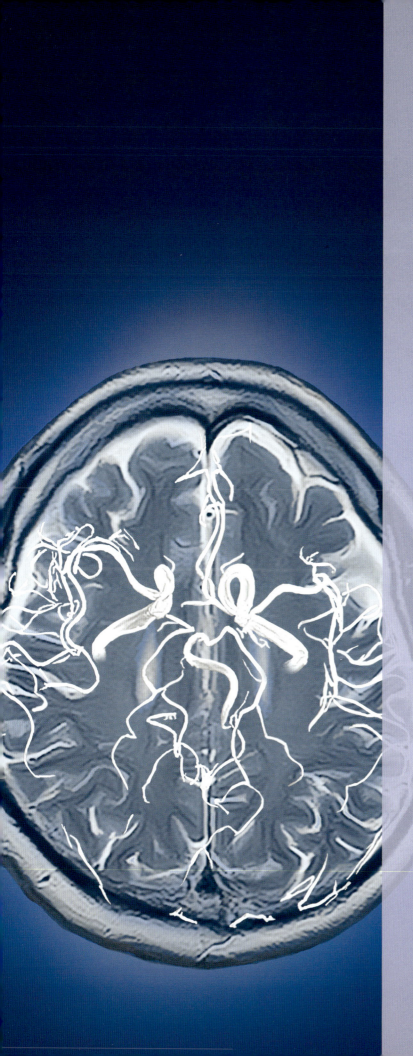

一目でわかる
MRI
超ベーシック

訳
百島 祐貴
慶應義塾大学病院予防医療センター

押尾 晃一
順天堂大学医学部放射線科　実験動物中央研究所

MRI at a Glance
Third Edition

Catherine Westbrook
Department of Medicine and Healthcare Science
Faculty of Medical Science
Anglia Ruskin University
Cambridge, UK

メディカル・サイエンス・インターナショナル

Authorized translation of the original English edition,
"MRI at a Glance",
Third Edition
by Catherine Westbrook

Copyright © 2016 by John Wiley & Sons, Ltd.

© First Japanese Edition 2017 by Medical Sciences International, Ltd.,Tokyo

All Rights Reserved. Authorized translation from the English language edition published by John Wiley & Sons Limited. Responsibility for the accuracy of the translation rests solely with Medsi-Medical Sciences International Ltd and is not the responsibility of John Wiley & Sons Limited. No part of this book may be reproduced in any form without the written permission of the original copyright holder, John Wiley & Sons Limited.

Cover image: © Getty Images/Yuji Sakai

Printed and Bound in Japan

訳者序文

　訳者が医学部を卒業したのは30年以上前だが，当時はちょうどMRIの黎明期であった．医師も技師も，それまで慣れ親しんできたX線とはまったく異なるMRIの画像原理にとまどいながら，手探りで勉強している時代であった．まとまった教科書などなかったが，簡単な「MRIの原理」「MRI入門」のような本がいくつかあり，皆それを読んでいた憶えがある．最近は詳しい大部の教科書がたくさんあり，これから勉強を始める若い人たちにとっても恵まれた環境であるが，その一方で当時のような簡単にMRIの基礎を概観できる教科書は少ないように思う．本書の翻訳を打診されたとき，まず気づいたのは，30年前のMRI入門書を思わせる簡潔な構成と，その図版の美しさ，わかりやすさであった．あらためて見回してみると，現在は意外にもこのような簡便な入門書がないと感じ，翻訳を進めた次第である．

　本書はMRIの基礎原理の解説書である．その特長は，以下のようにまとめることができる．

1. 見開き2ページ，美しいイラストで，MRIの全体像がわかる

　原子の構造からMRIの安全性まで，MRIの理解に必要な事項を55章に分けて順を追って解説している．各章はいずれも見開き2ページからなり，左ページにはユニークで美しいオリジナルのイラストが掲載されている．このイラストを見るだけで，とりあえず概略がわかるようになっている．より詳しい，しかし簡潔な解説が，右ページに書かれており，さらにそのエッセンスが各章末に表形式のキーポイントとしてまとめられている．

2. 実際にMRIを撮像する初心者にやさしい記述

　著者はイギリスで後進の指導，教育に携わる放射線技師であるが，このため厳密さを多少犠牲にしてでもわかりやすく説明しようとする姿勢が随所に現れている．MRIの撮像は，常に時間と画質のトレードオフを念頭に置き，さまざまなアーチファクトの低減に配慮する必要があるが，本書は初心者が実際に撮像にあたる場合，いかにアーチファクトの少ない高画質の画像を短時間に撮像するか，という点に特に力を入れて解説している．

3. 実用的な付録が充実

　巻末の付録は「画質の最適化」，「略語一覧」，「用語集」からなる．いずれも，数多くのパラメータをいかに設定するか悩み，意味不明の略語や専門用語にとまどう初心者が，直面する問題をすぐ解決できる配慮が行き届いている．なお日本語版には，原書のウェブページに掲載されている「発展事項」と「復習問題」も本の中に収載した．「発展事項」は各章の解説を補完する知識が示されており，「復習問題」では必要最低限の知識を確認することができる．

4. 直感的な理解を助けるアニメーション

　MRIの原理のなかでも理解が難しい磁化ベクトルの動き，パルス系列の仕組みを中心に，美しいアニメーションが用意されており，これによって図や言葉ではいまひとつわからない部分が，直感的に理解できる．本書の読者はこれを出版社のホームページに設けられた動画ページから利用することができる．

　このように本書は，MRIの原理を短期間に理解し，かつその理解がMRI撮像の実践に結びつくように仕組まれている．これからMRIを勉強しようとする放射線技師，放射線科医，臨床医の入門書として必ずや役立つものと考える．

　なお，図版の一部，用語の使い方について，原文のままでは日本の読者にわかりにくい部分があるため，著者の了承を得て改変したところがあることをお断りしておく．翻訳はおもに放射線科医の百島が担当し，技術的な問題の検討，確認をMR研究者の押尾が担当した．最後になったが，編集部の正路修氏には，企画から最終校正まで常に完璧ともいえる綿密な編集作業をしていただいた．改めてここに深甚の謝意を表するものである．

　2017年1月

　　　　　　　　　　　　訳者を代表して　百島　祐貴

序　文

"MRI at a Glance"は，複雑な知識を簡単に解説することをめざす一連のシリーズの1冊です．このシリーズは，簡潔な本文を1ページにまとめ，それに関連する美しい図版を隣のページに示す形式で好評を博しています．見開きページを見ることにより，そのトピックに関するすべての情報を一望の下に知ることができるようになっています．

この第3版では，とても役立つ内容を掲載したウェブサイトにリンクしました．また本文については，章の一部を整理，再構成し，写真や図も新しくしました．各トピックは見やすく見開き2ページにまとめてありますが，大きなトピックの場合は，いくつかに分割したものもあります．本書の構成は，簡潔な本文，アニメーション，たとえ話，要点リスト，一覧表，キーポイト，(興味ある方のための)数式，発展事項，「知ってましたか」コーナー，復習問題，そして理解を助ける多数の画像などからなっています．付録には撮像条件の相互関係や略語，アーチファクトの表，巻末には用語集をおさめました．

MRIを復習したい方も，あるいはまったくの初心者も，本書を活用することで最も基本的な事項を簡潔に知ることができます．さらに詳しく勉強したい方は，拙著"MRI in Practice and Handbook of MRI Technique"もご覧ください．本書の図版はこちらから引用したものもあり，本書はこれを補完するものです．

MRIの原理を勉強することは難しいものです．本書がその難解さを紐解く手助けとなることを願っています．

謝　辞

　美しい図版を提供し，私を支えてくれた友人John Talbot氏にあらためて謝意を表します．このすばらしいチームが今後も長く続くことを願っています．　画像を提供していただいたフィリップス・メディカル・システム社とGE社，そしてブライトン，ロンドン，パリ，ウィトニー，リーズ，セント・オウガスティン，アトランタ，ニューヨークなど世界各地の私の友人すべて，そして家族に改めて感謝します．

CW

目 次

Chapter

1. 磁気と電磁気 …………………………………………………… 2
2. 原子の構造 ……………………………………………………… 4
3. スピンの配向 …………………………………………………… 6
4. 歳差運動 ………………………………………………………… 8
5. 共鳴現象とMR信号 …………………………………………… 10
6. コントラストメカニズム ……………………………………… 12
7. 緩和メカニズム ………………………………………………… 14
8. T1緩和 …………………………………………………………… 16
9. T2緩和 …………………………………………………………… 18
10. T1強調 …………………………………………………………… 20
11. T2強調 …………………………………………………………… 22
12. プロトン密度強調 ……………………………………………… 24
13. スピンエコー(SE)法 …………………………………………… 26
14. 高速スピンエコー(ターボスピンエコー)法の原理 ………… 28
15. 高速スピンエコー(ターボスピンエコー)法の応用 ………… 30
16. 反転回復法(IR) ………………………………………………… 32
17. グラジエントエコー(GRE)法の原理 ………………………… 34
18. グラジエントエコー(GRE)法の臨床応用 …………………… 36
19. 定常状態 ………………………………………………………… 38
20. コヒーレント型(FISP型)GRE法 ……………………………… 40
21. インコヒーレント型GRE法 …………………………………… 42
22. コヒーレント型(PSIF型)GRE法 ……………………………… 44
23. バランス型GRE法 ……………………………………………… 46
24. 超高速撮像法 …………………………………………………… 48
25. 拡散画像と灌流画像 …………………………………………… 50
26. MR機能画像 …………………………………………………… 52
27. 傾斜磁場 ………………………………………………………… 54
28. スライス選択 …………………………………………………… 56
29. 位相エンコード ………………………………………………… 58
30. 周波数エンコード ……………………………………………… 60
31. k空間とは? …………………………………………………… 62
32. k空間の充塡法 ………………………………………………… 64

33	k 空間と画質の関係	66
34	データ収集：周波数方向	68
35	データ収集：位相方向	70
36	データ収集：撮像時間	72
37	k 空間の軌跡とパルス系列	74
38	いろいろな k 空間充填法	76
39	信号雑音比（SN 比）	78
40	コントラスト雑音比（CN 比）	80
41	空間分解能	82
42	化学シフトアーチファクト	84
43	位相のミスマップ	86
44	折り返しアーチファクト	88
45	その他のアーチファクト	90
46	フロー現象	92
47	タイムオブフライト法 MRA	94
48	位相コントラスト法 MRA	96
49	造影 MRA	98
50	造影剤	100
51	磁石	102
52	RF コイル	104
53	傾斜磁場コイル・その他のハードウェア	106
54	MR の安全性：生体作用	108
55	MR の安全性：ミサイル効果	110

付録

1(a)	画質の最適化	112
1(b)	パラメータ設定とその影響	113
2	アーチファクトとその対策	114
3	メーカー別略語一覧	115

発展事項	116
MRI 用語集	121
復習問題	126
索引	135

一目でわかる
MRI 超ベーシック

Web動画のご利用について

本書のいくつかの章に示されている付録のアニメーションは，小社ホームページ上の下記URLからアクセスできます．難解なMRIの原理を直感的に理解する手助けとなりますので，ご利用下さい．

http://www.medsi.co.jp/movie/MRIbasic/

動画をご覧いただくには，以下のユーザー名，パスワード(すべて半角英字)が必要です．

ユーザー名
ataglance
パスワード
mribasic

本動画の利用ライセンスは，本書を購入された個人の読者に限り認められたものです．パスワードなどを第三者へ提供・開示することも禁止致します．

1 磁気と電磁気

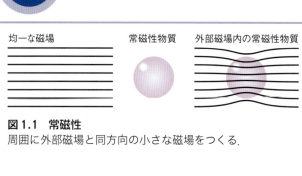

図1.1 常磁性
周囲に外部磁場と同方向の小さな磁場をつくる．

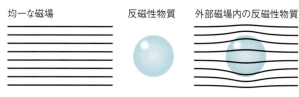

図1.2 反磁性
周囲に外部磁場と反対方向の小さな磁場をつくる．

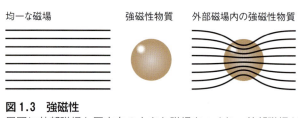

図1.3 強磁性
周囲に外部磁場と同方向の大きな磁場をつくり，外部磁場が消失しても磁場を保つ．

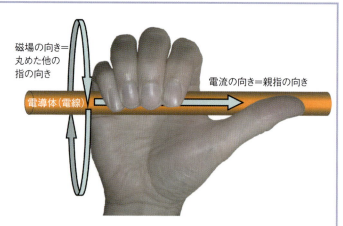

図1.4 右手の法則
右手の親指を電流の向きとすると，磁場は丸めた他の指の向きとなる．

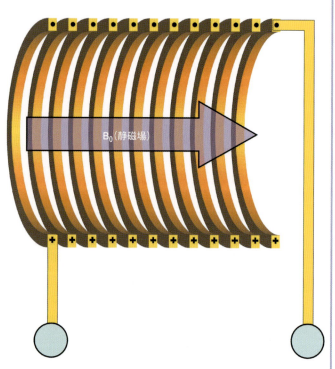

図1.5 単純な電磁石
コイルの電線に電流を流すと磁場が形成される．

磁化率

物質の**磁化率**（magnetic susceptibility）は，外部の磁場が特定の原子核に影響を与える能力のことで，原子内部の電子の状態によって決まる．対電子に囲まれる原子核は，不対電子に囲まれている場合に比べて，外部磁場から保護され，その影響を受けにくい．磁化率には，**常磁性**（paramagnetism），**反磁性**（diamagnetism），**強磁性**（ferromagnetism）の3つがある．

常磁性

常磁性物質は原子内に不対電子をもち，その周囲に小さな磁場をつくる．この向きと大きさを**磁気モーメント**（magnetic moment）という．外部磁場がない状態では，この磁気モーメントはランダムに配列しているため互いに打ち消しあう．しかし外部磁場があると，常磁性物質は磁場の方向に整列し，磁気モーメントが加算される．常磁性物質は外部磁場に対して正の方向に働き，磁場を局所的に増強する（図1.1）．酸素は常磁性物質の例である．

超常磁性

超常磁性（super-paramagnetism）は，常磁性よりも強いが，強磁性よりも弱い磁化率をもつもので，酸化鉄造影剤（→50章）はその例である．

反磁性

反磁性物質は，外部磁場がない状態では磁気モーメントによる電流の和がゼロなので，正味の磁気モーメントを示さない．外部磁場を加えると，外部磁場と反対方向に小さな磁場をつくる．このため，反磁性物質は磁場により反発し，負の磁化率をもつ（図1.2）．不活性ガスはその例である．

強磁性

強磁性物質を磁場内に置くと，強力に吸引されて同じ向きに整列し，外部磁場を取り除いてもその磁力を保持する（図1.3）．強磁性物質は恒常的に磁化された状態にあるため，永久磁石となる．鉄はその例である．

磁石は**双極性**（bipolar），すなわちN極，S極をもつ．これによってつくられる磁場は，S極からN極に向かう曲線で表される．これを**磁力線**という．単位面積あたりの磁力線の数が**磁束密度**である．磁場の強度はB，特に複数の磁場がある場合は主磁場をB_0，二次的な磁場をB_1で表し，その単位は**ガウス**（gauss：G），**キロガウス**（kG），**テスラ**（tesla：T，= 10,000ガウス）などである．2つの磁石を近づけると，その磁極の関係によって，互いに吸引あるいは反発する．同じ磁極は反発，異なる磁極は吸引する．

電磁気

移動する電荷（＝電流）は磁場をつくる．磁場の向きは，電流の向きに応じて時計回りあるいは反時計回りとなる．これは，**アンペールの法則**に従い，右手の親指を電流の向きとすると，磁場は丸めた他の指の向きとなる（図1.4）．

電流が流れる（電荷が動く）と磁場が発生するが，逆に磁場の強さが変化すると電流が発生する．閉回路の中で磁石を動かして出し入れすると，振動電流が発生し，磁石の動きを止めると電流も止まる．これを**誘導電流**という（図1.5）．

ファラデーの電磁誘導の法則は，この誘導電流を説明するもので，閉回路中の磁束の変化が，回路中に**起電力**を誘導する．起電力は，電荷が閉回路を1回転するときにつくりだすエネルギーと定義される．起電力は回路中に電流を流す力であり，磁場の変化が電場を変化させた結果である．

ファラデーの電磁誘導の法則

- 起電力の大きさは，磁場の変化率，コイルの面積に比例する．
- 起電力の大きさは，コイルの巻き数に比例する（表1.1）．
- 起電力の向きは，その原因となる磁場の変化を打ち消す方向となる（レンツの法則）．

電磁誘導は，MRIにおける基本的な物理現象で，特に以下の点で重要である．

- 電荷をもつプロトン（水素原子核）のスピンが，その周囲に磁場を発生する（→2章）．
- 磁化ベクトルが受信コイルを横切るときに，コイルに起電力を発生する（→4章）．

表1.1　磁気，電磁気に関する基本的な公式

- $B_0 = H_0(1 + \chi)$
  B_0：磁束密度，H_0：磁場強度，χ：磁化率．
  原子の正味の磁化を示している．反磁性物質では$\chi < 0$，常磁性物質では$\chi > 0$．

- $\varepsilon = -Nd\Phi/dt$（ファラデーの電磁誘導の法則）
  ε：起電力，N：コイルの巻き数，$d\Phi$：時間dtの間に変化する磁束．
  コイル内の誘導電流の大きさが，磁束の変化率（＝閉回路を通過する磁力線の数が変化する速さ），コイルの回数に比例することを示している．

表1.2　キーポイント

- 常磁性物質は，外部磁場を局所的に増強する．
- 超常磁性物質は，常磁性物質より強く，強磁性物質より弱い磁化率を示す．
- 反磁性物質は，外部磁場を局所的にわずかに減弱する．
- 反磁性は，すべての物質に存在する．しかし反磁性，常磁性を合わせもつ物質は，常磁性の正の効果が反磁性の負の効果より大きいので，常磁性を示す．
- 強磁性物質は，外部磁場に強力に吸引され，同じ向きに整列する．外部磁場を取り除いても，永久的に磁化される．
- 磁場内で電導体を移動すると，電流が発生する．
- 電導体の中で電荷が移動すると，周囲に磁場が発生する．

2 原子の構造

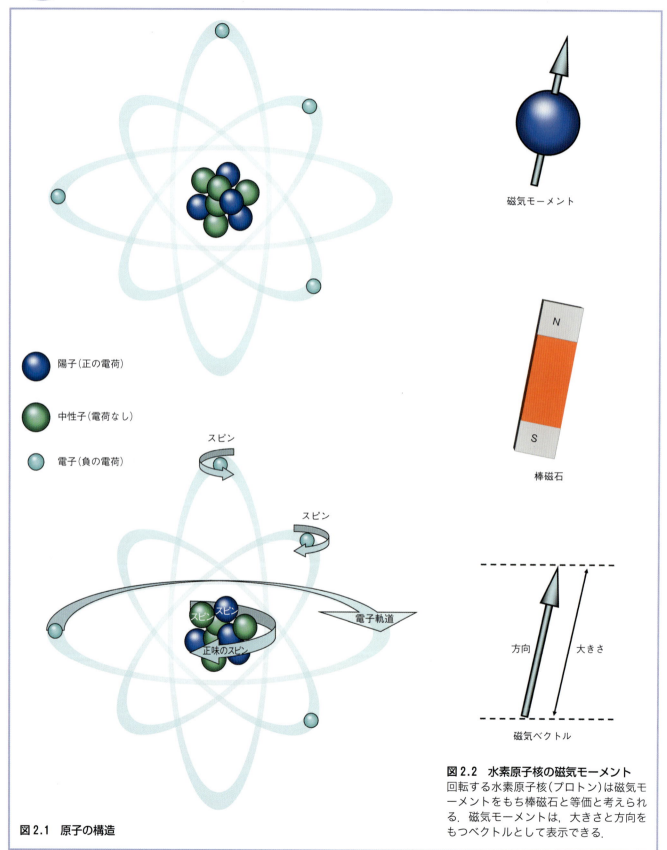

図2.1 原子の構造

図2.2 水素原子核の磁気モーメント
回転する水素原子核（プロトン）は磁気モーメントをもち棒磁石と等価と考えられる．磁気モーメントは，大きさと方向をもつベクトルとして表示できる．

基礎知識

宇宙のすべての物質は**原子**からなる．したがって，人体も原子からなる．平均的な体重70 kgの人間には，約$7×10^{27}$個の原子がある．人体の大部分（96%）は，4つの原子，すなわち水素，酸素，炭素，窒素からなる．宇宙でも，人体でも，最も多い原子は**水素**である．

陽子 proton
- 原子核にある．
- 正の電荷をもつ．

中性子 neutron
- 原子核にある．
- 電荷をもたない．

電子 electron
- 原子核の周囲を回っている．
- 負の電荷をもつ（図2.1）．

原子の特徴を表す2つの数字：
- **原子番号**：原子核にある陽子の数．その原子の性質を決める．
- **質量数**：原子核の陽子と中性子の数の和

原子番号が同じで質量数が異なる原子を**同位体**（isotope）という．安定な原子には，負の電荷をもつ電子と正の電荷をもつ陽子が同数ある．電子の数に過不足がある原子を**イオン**，原子から電子を取り除いたり，電子を加えたりすることを**イオン化**という．MRIで扱うのはごく限られた原子だけである．このような原子では，電荷をもつ原子核が回転運動していると考え，これをスピンという．このように電荷が動くため，磁場が発生する（→1章）．

原子内部の運動

原子内部の粒子の運動には3つのタイプがある．
- 負の電荷をもつ電子が自分の軸の回りに回転（自転）する．
- 負の電荷をもつ電子が原子核の周囲を回転する．
- 原子核内の粒子が自分の軸の回りを回転（自転）する（図2.1）．

いずれの動きも磁場をつくる（→1章）．MRIでは，原子核内の粒子の運動，および原子核自体の運動が問題となる．

MR対象核種

陽子と中性子は，原子核内でそれぞれ自分の軸の回りに回転（自転＝**スピン**）している†．回転方向はランダムで，時計方向に回転するもの，反時計方向に回転するものがある．

原子核の質量数が偶数の場合，スピンは互いに相殺して，正味のスピンをもたない．

原子核の質量数が奇数の場合，スピンは相殺せず，正味のスピンをもつ．

陽子は正の電荷をもつので，質量数が奇数の原子核は，正味の電荷と正味のスピンをもつことになる．電磁誘導の法則（→1章）によれば，不均衡な電荷が移動すると，その周囲に磁場を生じる．この磁場の向きと大きさは，磁気モーメントで示される（図2.2）．原子核の磁気モーメントの総和は，原子核内の陽子の磁気モーメントのベクトル和である．矢印の長さは，磁気モーメントの大きさを示す．矢印の向きは，磁気モーメントの方向を示す．

陽子数が奇数個の原子核を，**MR対象核種**（MR active nuclei）という．このような原子核は，棒磁石のようにふるまう．MR対象核種には多くのものがあり，いずれも奇数の質量数をもつ．一般的なMR対象核種とその質量数を示す．

水素 1　　炭素 13　　窒素 15
フッ素 19　　ナトリウム 23　　酸素 17

最も一般的なMR対象核種の性質を表2.1に示す．

表2.1　おもなMR対象核種の性質

原子	陽子数	中性子数	スピン†	自然界の存在率（%）
^{1}H（水素）	1	0	1/2	99.985
^{13}C（炭素）	6	7	1/2	1.10
^{15}N（窒素）	7	8	1/2	0.366
^{17}O（酸素）	8	9	5/2	0.038

水素の同位元素である**軽水素**は最も広く用いられるMR対象核種である．質量数，原子番号ともに1で，1つの陽子からなり，中性子をもたない．これがMRIに利用される理由は，
- 人体に豊富に存在する（脂肪，水など）．
- 中性子がないので比較的大きな磁気モーメントをもつ．中性子は原子核の磁場を小さくする働きがあり，これが存在しないと磁場は最大となる．

以下本書では，MR対象核種である軽水素を**スピン**とよぶことにする†．

巻末に，本章の復習問題を掲載．

表2.2　キーポイント

- 水素は人体で最も多い原子である．
- MR対象核種（MRIに利用される原子核）は，質量数が奇数で，正味のスピンをもつものである．
- すべての原子核には少なくとも1個の正の電荷をもつ陽子があり，回転してその周囲に磁場をもつ（→1章）．
- 磁気モーメントとよばれるベクトルは，原子核の磁場を表す．

---

†訳注：スピン

スピンは，本来は自転する粒子（ここではプロトン）の角運動量，すなわちスピン角運動量をさす．角運動量は回転半径と回転の速さで決まるが，素粒子の場合は-1，-1/2，0，1/2，1，…のように離散的な1/2の倍数をとるスピン量子数で決まる．スピンという言葉は，このスピン量子数を意味したり，あるいは回転する粒子そのものをさして用いられることもある．表2.1のスピンはスピン量子数を表している．なお，本書ではプロトンをスピンとよんでいる．

3 スピンの配向

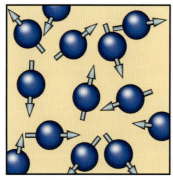 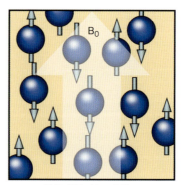

外部磁場がない状態＝
スピンの向きはランダム

外部磁場がある状態＝
スピンが一定の方向に配向する

図 3.1 スピンの配向（古典理論）
外部磁場を加えると，スピンが上向きあるいは下向きに配向する．

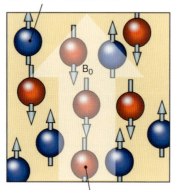 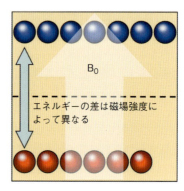

低エネルギーの上向きスピン

低エネルギーの上向きスピン群

高エネルギーの下向きスピン

高エネルギーの下向きスピン群

エネルギーの差は磁場強度に
よって異なる

図 3.2 スピンの配向（量子理論）
外部磁場を加えると，スピンが異なるエネルギー状態をとる．

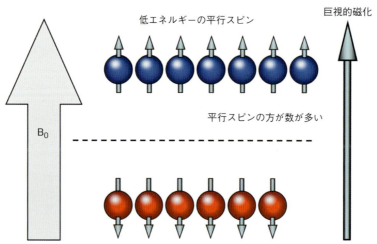

図 3.3 巨視的磁化
上向きスピン，下向きスピン，それぞれの磁化ベクトルの総和として巨視的磁化を考える．

通常の状態では，スピンはランダムな方向を向いており，全体としては磁化をもたない．スピンを外部磁場の中に置くと，磁気モーメントが外部磁場の磁力線に沿って並ぶようになる．これを**配向**(alignment)という．配向は2つの理論により記述できる．

古典理論

磁気モーメントの方向によって配向を説明する．
- **平行配向**(parallel alignment)：磁気モーメントが外部磁場と同方向に並ぶ．
- **反平行配向**(antiparallel alignment)：磁気モーメントが外部磁場と反対方向に並ぶ(図3.1)．

室温では，平行配向する磁気モーメントが反平行のものよりも常に多い．したがって体全体としての正味の磁気モーメント(＝**巨視的磁化** net magnetization)は，外部磁場に平行配向する．

量子理論

スピンのエネルギー状態によって配向を説明する．量子理論では，水素原子核の陽子がMRI装置の外部磁場との相互作用(ゼーマン効果)によって，離散的なエネルギー状態をとる．水素原子核の場合，可能なエネルギー状態は2つだけである．
- **上向きスピン**は低エネルギー状態にある．外部磁場に対抗するだけのエネルギーをもたないので，古典理論でいえば外部磁場に平行配向する．
- **下向きスピン**は高エネルギー状態にある．外部磁場に対抗するに充分なエネルギーをもつため，古典理論でいえば反平行配向する(図3.2)．

2つのエネルギー状態の差は，外部磁場(B_0)の大きさに比例する．スピンの磁気モーメントは，実際には，B_0と磁気モーメントの反発力のために，B_0と一定の角度をもって配向する．

量子論，古典論の意味するところは？

- 水素は，高低2つのエネルギー状態しかもたない．したがって，その磁気モーメントは平行あるいは反平行のいずれかに配向し，その他の方向を向くことはない．
- スピンが高エネルギー状態，低エネルギー状態のいずれになるかは，体温が重要な決定要素となる．しかし臨床では，熱の問題は無視できる．体温は磁場の内外で一定である(熱平衡にある)と見なすことができる．
- スピンは常に高エネルギー状態，低エネルギー状態の間を移動している．スピンがエネルギーを獲得したり失ったりするため，磁気モーメントはB_0に対して常に変化している．
- それぞれのエネルギー状態にあるスピンの数は，ボルツマン分布により見積もることができる(表3.1)．
- 熱平衡状態では，外部磁場に平行に配向する磁気モーメントが，反平行のものよりも常に多い．このB_0に平行に配向する余剰分を**巨視的磁化**という(図3.3)．
- 外部磁場を強くすると，より多くのスピンが平行に配向するようになる．これは，スピンが強い外部磁場に対抗して反対方向を向くために必要なエネルギーが増加するためである．外部磁場を強くすると，低エネルギー状態のスピンは増加し，高エネルギー状態のスピンは減少する．この結果，巨視的磁化は増大する．

巻末に，本章の復習問題を掲載．

表3.1　スピンの配向に関する基本的な公式

- $N^+/N^- = e^{-\Delta E/kT}$
  N^+，N^-：それぞれ高エネルギー状態，低エネルギー状態にあるスピンの数，ΔE：両者のエネルギー差(J)，k：ボルツマン定数(1.381×10^{-23} J/K)，T：組織の温度(K)．

高エネルギー状態，低エネルギー状態にあるスピンの数，ならびにその温度との関係を示している．MRIでは，体温には大きな変化がないので，熱平衡状態を前提としている．

表3.2　キーポイント

- 磁気モーメントを外部磁場の中に置くと，上向きスピン(低エネルギー状態)，あるいは下向きスピン(高エネルギー状態)となる．
- 熱平衡状態では，上向きスピンが下向きスピンより多いので，巨視的磁化はB_0と同じ方向を向く．
- 2つのエネルギー状態の差は，B_0に比例する．
- B_0が大きくなると，両者のスピンの数の差が増大し，上向きスピン(低エネルギー状態)が相対的に多くなる．
- したがって，SN比は，B_0が大きいほど大きくなる(→39章)．

4 歳差運動

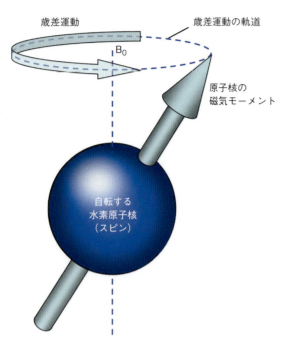

図 4.1 スピンの歳差運動
静磁場中のスピンは，静磁場の方向を軸とする回転運動＝歳差運動をする．

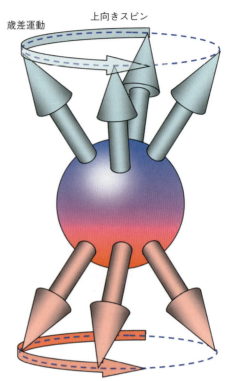

図 4.2 上向きスピン，下向きスピンの歳差運動

交流電源		ラジオ波[†1]		マイクロ波		可視光	紫外線	X線	
10^2	10^4	10^6	10^8	10^{10}	10^{12}	10^{14}	10^{16}	10^{18}	10^{20}
周波数(Hz)									
非電離性								電離性	

100 kHz	1000 kHz	10MHz	100MHz	1000MHz
周波数				
AMラジオ	アマ無線	電話子機 FMラジオ MRI		携帯電話

図 4.3 電磁波の周波数
MRIで使用する電磁波は，放送，通信で使用する周波数帯（ラジオ波）である．

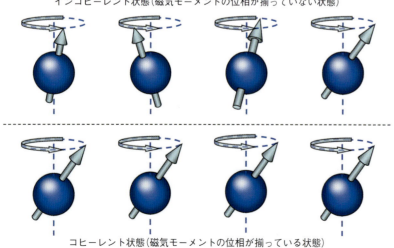

図 4.4 インコヒーレントな状態とコヒーレントな状態[†2]

MR対象核種は，いずれも自転している．外部磁場は，磁気モーメントにトルクを与え，二次的なスピン運動を発生する(図4.1)．この運動を**歳差運動**(precession)といい，上向きスピン，下向きスピンともに，B_0周囲の円周運動となる(図4.2)．その速度を**歳差運動周波数**という．

歳差運動周波数(ラーモア周波数)

特定の原子核が，特定の磁場強度内にあるとき，磁気モーメントの歳差運動周波数は，**ラーモアの式**で与えられる．

$$\omega_0 = \gamma B_0$$

- ω_0：歳差運動周波数(MHz)
- B_0：外部磁場の大きさ(T)
- γ：**磁気回転比**(gyromagnetic ratio)．1Tの外部磁場におけるその磁気モーメントの歳差運動周波数(MHz/T)．γは比例定数であるから，歳差運動周波数(ラーモア周波数)は外部磁場強度に比例し，原子核の種類と外部磁場強度がわかれば計算できる(表4.1)．

表4.1 歳差運動に関する基本的な公式

- $\omega_0 = \gamma B_0 / 2\pi$ (簡単には$\omega_0 = \gamma B_0$)
  ω_0：ラーモア周波数(歳差運動周波数)(MHz)，γ：磁気回転比(MHz/T)，B_0：外部磁場強度(T)
  ラーモアの式．2πはω_0を角周波数から周波数に変換するため．γは定数で，いずれの原子核でもω_0はB_0に比例する．

表4.2 おもな原子核の性質

原子	スピン	磁気回転比(MHz/T)	1.5Tでのラーモア周波数(MHz)
^{1}H(軽水素)	1/2	42.5774	63.8646
^{13}C(炭素)	1/2	10.7084	16.0621
^{15}N(窒素)	1/2	4.3173	6.4759
^{17}O(酸素)	5/2	5.7743	8.6614

臨床MRIで一般に扱う水素スピン(磁気回転比42.57 MHz/T)のラーモア周波数：

- 0.5T → 21.285 MHz
- 1.0T → 42.57 MHz
- 1.5T → 63.86 MHz(表4.2)

MRIで使用する歳差運動周波数は，電磁波のなかでも比較的低い周波数帯であるラジオ波(図4.3)の領域に相当する．ラジオ波は電離作用を起こすほど強力でないため，エネルギー強度の面からもMRIは安全といえる．

歳差運動の位相

位相(phase)は，ある時刻における磁気モーメントの歳差運動軌道上の位置を意味する(単位はラジアン)．磁気モーメントは1回転で2πラジアン(=360°)回転する．この場合，周波数は磁気モーメントの位相の変化率と考えることができる．すなわち，一定時間内にどのくらい速く位相が変化するかである．MRIでは特に，撮像する組織内のすべてのスピンの磁気モーメントの，相対的な位相が問題となる．

- **インコヒーレント状態**：すべてのスピンの磁気モーメントが，ある時刻に歳差運動軌道上の異なる位置にある状態．
- **コヒーレント状態**：すべてのスピンの磁気モーメントが，ある時刻に歳差運動軌道上の同じ位置にある状態(図4.4)．

スキャン停止状態，すなわち患者を単に外部磁場B_0の中に置いた状態では，スピンの磁気モーメントは位相が揃っていないインコヒーレント状態にあり，巨視的磁化ベクトルは歳差運動をしていない状態である．

巻末に，本章の復習問題を掲載．

表4.3 キーポイント

- すべてのスピンの磁気モーメントは，B_0の周囲をラーモア周波数で歳差運動する．
- ラーモア周波数は，各原子核に固有でB_0に比例する．磁気モーメントがどのくらい速く歳差運動を行うかを示すもので単位はMHzである．
- 臨床MRIの外部磁場強度では，水素のラーモア周波数は電磁波のラジオ波(RF波)帯域にある．
- 位相は，ある時刻における磁気モーメントの歳差運動軌道上の位置である．
- スキャン停止状態では，スピンの磁気モーメントは位相が揃っていない(インコヒーレント)状態にある．

---

†1 訳注：ラジオ波(radiofrequency)
　通信，放送に使われる周波数帯．RF波ともいう．MRIでは原則としてRF波をパルス状に与えるので，本書ではRFパルスも同義に使われている．

†2 訳注：コヒーレント
　多数のスピンの位相が揃っているとき，スピンはコヒーレント(coherent)状態にある，コヒーレンス(coherence)が保たれているという．インフェーズ(in phase)状態ともいう．スピンの位相が揃っていないとき，インコヒーレント(incoherent)な状態にある，コヒーレンスが失われているという．アウトフェーズ(out of phase)状態ともいう．コヒーレントな状態から位相が失われてインコヒーレント状態になることをディフェーズ(dephase)する，インコヒーレント状態から位相を取り戻してコヒーレント状態にすることをリフェーズ(rephase)するという．

5 共鳴現象とMR信号

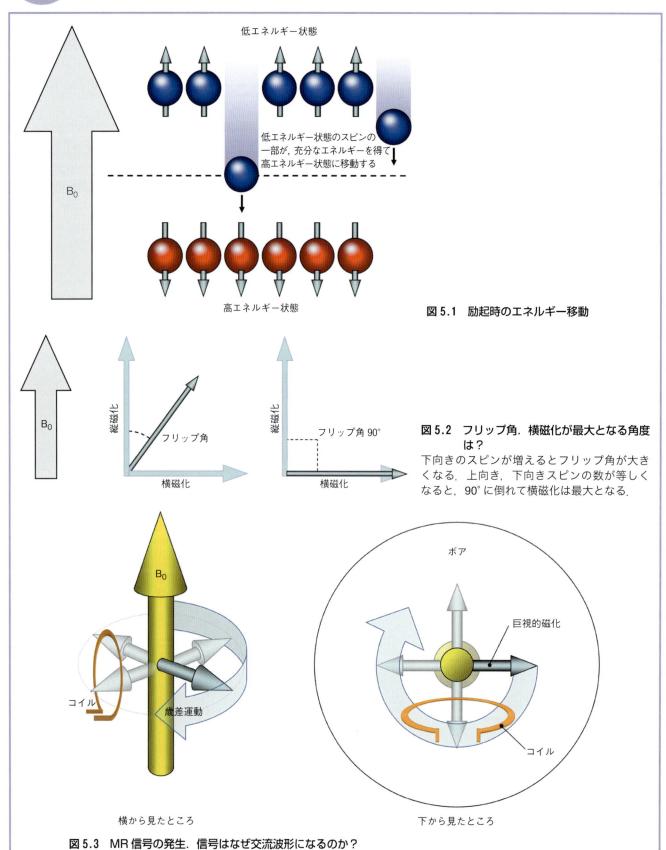

図5.1 励起時のエネルギー移動

図5.2 フリップ角．横磁化が最大となる角度は？
下向きのスピンが増えるとフリップ角が大きくなる．上向き，下向きスピンの数が等しくなると，90°に倒れて横磁化は最大となる．

図5.3 MR信号の発生．信号はなぜ交流波形になるのか？
巨視的磁化が平面内を回転してコイルを横切ると，正弦波の電圧が発生するからである．

共鳴現象(resonance)は，物体がそれ自身に固有の周波数と同じ周波数の中に置かれるときに，エネルギーが移動する現象である．MRIの場合は，**ラジオ波(RF波)**が，
- スピンの磁気モーメントの歳差運動周波数と同じ周波数で，
- B_0に対して90°方向に，

照射される場合に共鳴現象が起こる．

このとき，水素のスピンは(RF波からエネルギーを受け取って)共鳴するが，他の原子核は共鳴しない．これは，磁気回転比が水素と異なるためである．共鳴現象は，固有の歳差運動周波数が照射される場合のみ発生する．MRIでは，水素原子の歳差運動周波数と同じ周波数のRF波だけを照射するので，水素のスピンだけが共鳴し，他の原子核は共鳴しない．共鳴現象を起こしたスピンには，2つの現象が起こる．すなわちエネルギー吸収と位相の一致である．

エネルギーの吸収

電磁波(RF波)のエネルギーと周波数には密接な関係があり，共鳴現象を起こすために必要な周波数は，高エネルギー状態と低エネルギー状態のエネルギー差，すなわちB_0の強さに関係する(表5.1)．低エネルギー状態の上向きスピンは，RFパルス(励起パルス)からエネルギーを吸収し，高エネルギー状態に移動する．同時に，高エネルギーの下向きスピンの中にはエネルギーを放出して，低エネルギー状態に戻るものもある．低エネルギー状態のスピンの方が数が多いので，全体としてはエネルギーを吸収したことになる．B_0に対して90°方向に照射されるRF波のエネルギーを吸収することによって，高エネルギー状態にある下向きスピンの数は，共鳴前に比べて増加することになる(図5.1)．

表5.1 共鳴現象に関する基本的な公式

- $E = h\omega_0$
プランク定数(h)は，電磁波の光子エネルギーとその周波数の関係を示す定数．光子はエネルギーをもつ粒子であると同時に波のようにふるまう(波動・粒子の二重性)．

- $\Delta E = h\omega_0 = h\gamma B_0$
光子のエネルギーが，上向きスピン，下向きスピンのエネルギー差に合致する場合，エネルギー吸収が起こることを示す．その大きさは，外部磁場B_0に比例する．
E：光子エネルギー(J)，h：プランク定数(6.626×10^{-34} J/s)，ω_0：電磁波の(ラーモア)周波数(Hz)，ΔE：上向きスピン，下向きスピンのエネルギー差，γ：磁気回転比(MHz/T)

適当な大きさのエネルギーを与えると，上向きスピンと下向きスピンの数が等しくなる．この結果，(それぞれのスピンのバランスを示す)巨視的磁化が，2つのエネルギー状態の中間点，すなわち外部磁場に対して90°の面(**横磁化平面**)に位置するようになる．このとき，巨視的磁化はB_0から90°倒れるので，**フリップ角**(flip angle＝傾斜角)90°の状態にあるという(図5.2)．

位相の一致

スピンの磁気モーメントは，それぞれの位相をとりうるが(→4章)，上向きスピン，下向きスピンの磁気モーメントの位相がそれぞれのグループ内で一致し(コヒーレント状態)，また両グループの位相も一致しているとき，全体としては1つの歳差運動と考えることができ，巨視的磁化は横磁化平面内をラーモア周波数で歳差運動する．

知ってましたか？

患者を磁場内に入れても，プロトンのスピンは倒れない．スピンも磁気モーメントも，横磁化平面に倒れることはない．磁気モーメントは，B_0に平行あるいは反平行な方向にのみ変化する．これは，水素原子が高エネルギー，低エネルギーの2つの状態しかとれないからである(→3章)．横磁化平面に倒れるのは巨視的磁化であって，磁気モーメントあるいはスピンそのものが倒れるわけではない．

MR信号

受信コイルは横磁化平面内に置かれており，共鳴現象の結果，巨視的磁化が平面内を回転してコイルを横切ると，電磁誘導によって電圧を発生する(→1章)．この電圧が**MR信号**である(図5.3)．

RFパルスを短時間照射してオフにすると，受信コイルに誘導された電圧が低下し始める．これは，巨視的磁化の位相が揃った状態(コヒーレント状態)にあるスピンの位相が次第に失われて不揃い(インコヒーレント状態)になるためである．これを**自由誘導減衰**(free induction decay：FID)という．
- 「自由」はRFパルスがない状態，という意味．
- 「誘導減衰」は，受信コイルに誘導される信号が減衰するという意味．

巻末に，本章の復習問題を掲載．

表5.2 キーポイント

- ラーモア周波数のRF波を照射すると，エネルギーが吸収され(励起され)，低エネルギー状態，高エネルギー状態にあるスピンの数のバランスが変化する．
- 巨視的磁化のB_0に対する方向は，このバランスによって決まり，両者の数が等しければ，B_0と90°の方向，すなわち横磁化平面上に位置する．
- 共鳴現象が起こると，すべてのスピンの位相が一致して(コヒーレントになった)横磁化がラーモア周波数で回転する．
- これによって横磁化平面にある受信コイルに電圧が発生する．
- RFパルスを止めると，磁気モーメントの位相が不揃いになって(インコヒーレントな状態になり)，FIDを発生する．

本章に関連する動画(アニメーション1.1，1.2)は，以下のURLからアクセスできる．
http://www.medsi.co.jp/movie/MRIbasic/

6 コントラストメカニズム

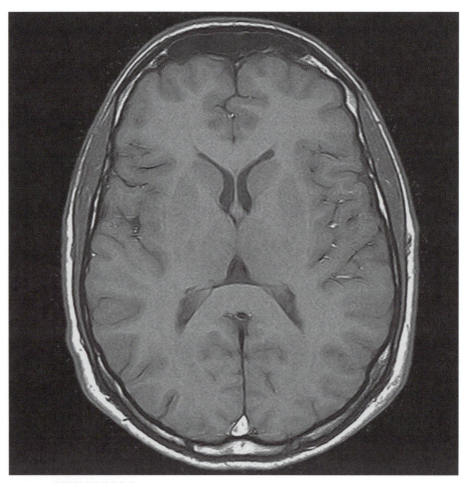

図 6.1　脳横断(軸位断)像
脳脊髄液，脂肪，灰白質，白質のコントラストが明瞭である．

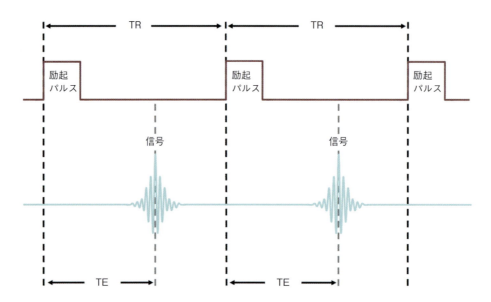

図 6.2　基本的なパルス系列：TR(繰り返し時間)と TE(エコー時間)
TR：励起 RF パルスと次の励起 RF パルスの間隔，TE：励起 RF パルスと MR 信号のピークの間隔．

コントラストとは？

画像に高信号(白い)ところ，低信号(黒い)ところがあれば，**コントラスト**があるという．中間的な信号(灰色)のところもある．巨視的磁化は，体内の個々の組織(脂肪，脳脊髄液，灰白質，白質など)ごとのベクトルに分けて考えることができる．コントラスト雑音比(contrast to noise ratio：CNR，CN 比)は，画質に関連する重要なパラメータで(→40章)，2 つの異なる部分の信号の差を表す．CNR が良好な画像とは，信号強度の差が大きい画像，CNR に乏しい画像はその差が小さい画像である．

MRI の信号強度は，信号計測時に受信コイルを横切るコヒーレントな横磁化の大きさによって決まる．これは，横磁化の大きさが，コイルに誘導される電圧に比例するためである(→5 章)．

信号計測時に，横磁化が大きい組織は，**高信号**となる(白くなる)．横磁化が大きければ，コイルを横切る磁化が大きく，コイルに誘導される信号も大きくなるからである．

信号計測時に，横磁化が小さい組織は，**低信号**となる(黒くなる)．横磁化が小さければ，コイルを横切る磁化が小さく，コイルに誘導される信号も小さくなるからである．

信号計測時に，横磁化の大きさが中間的であれば，組織は**中間信号**となる(灰色になる)．

画像コントラストは組織間の信号強度の違いで，さまざまなパラメータにより変化する(表 6.1)．

表 6.1 コントラストに関する基本的な公式

- $SI = PD \cdot e^{-TE/T2}(1-e^{-TR/T1})$
  SI：組織の信号強度，PD：プロトン密度，TE：エコー時間(ms)，T2：組織の T2 緩和時間(ms)，TR：繰り返し時間(ms)，T1：組織の T1 緩和時間(ms)．

この式から，コントラストが内因性パラメータ，外因性パラメータの双方に依存することがわかる．グラジエントエコー(GRE)では，この式にフリップ角が加わり，T2 は $T2^*$ となる(→17 章)．

外因性パラメータ

MRI 装置のオペレーターが設定できるパラメータ．

- **繰り返し時間**(repetition time：TR)：1 つの RF パルスを加えてから，次の RF パルスまでの時間(ms)．スライス面内の RF パルスから次の RF パルスまでの間の緩和時間の長さ．
- **エコー時間**(time to echo：TE)：励起 RF パルスから信号収集までの時間(ms)．TE は，励起 RF パルスを止めてから受信コイルの信号のピークまでの時間(→9 章)．
- **フリップ角**(flip angle：FA)：励起 RF パルスにより巨視的磁化が倒れる角度(図 5.2)．
- ターボファクター(TF)，エコートレイン長(ETL)(→14 章)
- 反転時間(TI)(→16 章)
- b 値(→25 章)

内因性パラメータ

組織に固有で，オペレーターは変更できないパラメータ．

- T1 緩和時間(→8 章)
- T2 緩和時間(→9 章)
- プロトン密度(→12 章)
- フロー(→46 章)
- 見かけの拡散係数(ADC)(→25 章)

脂肪と水

すべての物質は，常に運動する分子からなる．この分子運動には，回転運動，並進運動があり，**ブラウン運動**とよばれる．分子運動が速いほど，その物質は周囲にエネルギーを放出しにくくなる．

脂肪は，おもに炭素に水素が結合した大きな分子である．脂肪の大きな分子は密に接近しており，慣性が大きいため分子運動が緩徐である．また固有のエネルギーが低い状態のため，エネルギーを効率的に吸収することができる．

水は，酸素と水素が結合した分子である．小さな分子が広い間隔で存在するため，分子運動は高速である．また固有のエネルギーが高い状態のため，エネルギーを効率よく吸収することが難しい．

このような違いがあるため，脂肪と水は緩和定数が異なり，コントラストが異なる(→8 章，9 章)．

表 6.2 キーポイント

- 画像のコントラストは，異なる組織が異なる信号強度を示すことにより成立する．
- 信号強度は，MR 信号の大きさ(振幅)である．
- 共鳴現象が起こると，すべてのスピンの位相が一致してコヒーレントな状態の横磁化がラーモア周波数で回転する．
- 横磁化が大きい組織は高信号となる(白くなる)．
- 横磁化が小さい組織は低信号となる(黒くなる)．
- 画像のコントラストは，外因性パラメータと内因性パラメータによって決まる．
- 特に脂肪と水は，その分子構造の違いにより特徴的なコントラストを示す．

7 緩和メカニズム

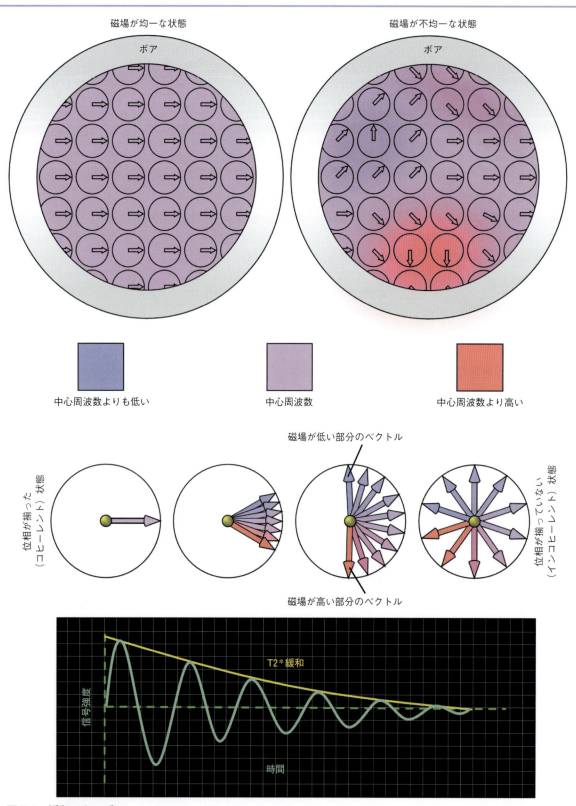

図7.1　緩和メカニズム
スピン-スピン相互作用による磁場不均一のため歳差運動周波数が不均一になり，位相のコヒーレンスが失われる結果，横磁化が減衰する．これが横緩和の原因である．信号強度の減衰曲線の時定数を $T2^*$ という．

緩和(relaxation)は，エネルギーの喪失過程である．MRIでは，エネルギーはまず励起によってスピンに与えられる．励起RFパルスを加え，共鳴現象が起こって所定のフリップ角が得られたところで，RFパルスを止めると，受信コイルに誘導される信号が減少し始める．これは，個々のスピンの位相が不揃いとなり，コイルを横切る横磁化平面内の巨視的磁化のコヒーレントな成分が減少するためである．この結果，受信コイルの誘導電圧は次第に低下する．これが**自由誘導減衰(FID)**である(→5章)．巨視的磁化が減少する原因には，

- 緩和
- 磁場の不均一，磁化率効果

がある．

スピンどうしの相互作用と磁場不均一による累積的な位相の乱れを**T2*緩和**という(表7.1)．

表7.1 緩和メカニズムに関する基本的な公式

- $1/T2^* = 1/T2 + 1/2\gamma \Delta B_0$
  $T2, T2^*$：組織の緩和時間(ms)，γ：磁気回転比(MHz/T)，ΔB_0：外部磁場の変動(不均一)(ppm)

T2とT2*の関係を示している．外部磁場の不均一はT2*緩和の原因となり，T2緩和よりも短く，信号は急速に減衰する．

緩和メカニズム

組織によって，磁化が緩和する速度が異なり，これが画像コントラストの一因である．

RFパルスを止めると，以下のような減少が起こる．

- RFパルスによって得たエネルギーを，スピンは**スピン-格子相互作用**(→8章)によって放出して[†]，磁気モーメントが高エネルギー状態から低エネルギー状態に移動する．巨視的磁化はB_0方向に戻っていく．この過程を**T1緩和**という．
- スピンは歳差運動の位相が不揃いになってコヒーレンスを失い(=ディフェーズする)，横磁化平面内で巨視的磁化が減衰する．この過程を**T2緩和**という．

スピンの磁気モーメントがコヒーレンスを失う原因には，以下のようなものがある．

- 近傍の原子核がつくる局所的な磁場との相互作用，すなわち**スピン-スピン相互作用**が，T2緩和の原因となる(→9章)．
- 外部磁場の不均一が，T2*緩和の原因となる．

外部磁場の不均一

MRIの静磁場は，シミング(→51章)によってできる限り均一に保たれているが，磁場不均一は不可避で，B_0の大きさにはわずかなばらつきがある．つまり磁場のある部分は，磁場強度がわずかに大きかったり小さかったりする．

ラーモアの式により，スピンの磁気モーメントはB_0に比例するので(→4章)，不均一な磁場にあるスピンは，歳差運動周波数が変化することによって位相が変化し，信号は指数関数的に減衰する．つまり，位相のコヒーレンスが失われて横磁化がディフェーズすることになる(図7.1)．この指数関数的な信号減衰がFIDである(→5章)．

T2緩和は，原子あるいは分子レベルのスピン-スピン相互作用によるものなので，不可逆性である．一方，T2*緩和は，特に磁場不均一によるものについては補正可能であり，補正することが望ましい(表7.1)．T2コントラストの画像では，スピンの位相を元に戻して(リフェーズして)，磁場不均一を補正する方法が理想的である．これを行うのがパルス系列である．

パルス系列(pulse sequence)は，一連のRFパルス，傾斜磁場，これを隔てる時間間隔からなる．これによりRFパルス，傾斜磁場の変化をコントロールし，時間間隔を調整することにより画像の種類を決めることができる．励起RFパルスが止まると，急速にディフェーズするので，画像をつくるために充分な信号を得るためには，パルス系列によって失われた位相をリフェーズする必要がある．

パルス系列のおもな目的：

- スピンをリフェーズし，磁場不均一の影響を除いて，組織のT2緩和を強調した信号(エコー)を得る．
- TE, TRを変化させることにより，異なる種類の画像を得る．スピンをリフェーズするには2つの方法がある(表7.2)．
- 180°RFパルス：**スピンエコー**(spin echo：SE)法
- 傾斜磁場：**グラジエントエコー**(gradient echo：GRE)法

表7.2 パルス系列とリフェーズ方法

RFパルスによりリフェーズするもの
(古典的)SE法(conventional spin echo：CSE)
高速(ターボ)SE法(fast/turbo spin echo：FSE/TSE)
反転回復法(inversion recovery：IR)
STIR
FLAIR

グラジエントエコー(GRE)によりリフェーズするもの
コヒーレント型(FISP型)GRE法(coherent gradient echo (FISP type))
インコヒーレント型GRE法(incoherent gradient echo)
コヒーレント型(PSIF型)GRE法(coherent gradient echo(PSIF type))
バランス型GRE法(balanced gradient echo)
エコープラナー法(echo planar imaging：EPI)

表7.3 キーポイント

- 緩和は，励起によってスピンに与えられたエネルギーの喪失過程である．
- 緩和，磁場不均一によりFID信号が発生する．
- T1緩和は，スピン-格子相互作用により，スピンが励起に際して得たエネルギーを，周囲の分子に放出する過程である．
- T2緩和は，原子あるいは分子レベルにおけるスピン-スピン相互作用による位相の不一致(インコヒーレンス)によるもので，不可逆性である．
- パルス系列はスピンをリフェーズして，さまざまな種類の画像コントラストをつくり出す．
- パルス系列はスピンをリフェーズする方法により，スピンエコー(SE)法，グラジエントエコー(GRE)法に大別される．

[†] 訳注：格子(lattice)
ここではスピンからみた，周囲の分子環境全体を格子という．もともとは固体物理学の結晶格子に由来する概念であるが，気体，液体についてもこのようによばれる．

8 T1 緩和

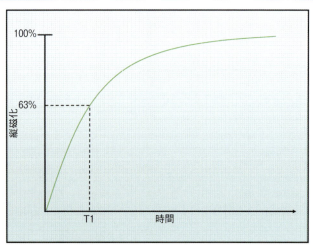

図 8.1　T1 緩和曲線

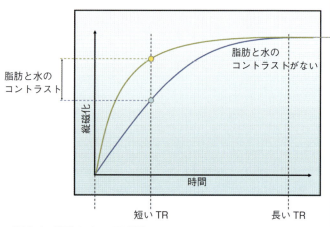

図 8.4　脂肪と水の T1 緩和
短い TR では脂肪と水のコントラストが明瞭だが，長い TR では両者を区別できない．

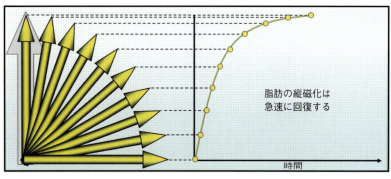

図 8.2　脂肪の T1 緩和

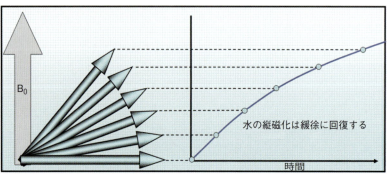

図 8.3　水の T1 緩和

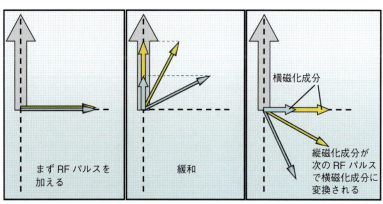

図 8.5　T1 コントラストのつくり方

T1緩和(T1 recovery)は，スピンがその周囲の環境，すなわち格子とエネルギーを交換することによって起きる．したがって，**スピン–格子相互作用**(→7章)ともいう．スピンがそのエネルギーを周囲に放出すると，磁気モーメントは緩和する．すなわちB_0方向に戻っていく．この過程は指数関数的で，その速度は組織によって異なる．

T1緩和時間は，組織に固有の内因性パラメータである．組織によって一定の値をとり，縦磁化が63%復帰するのに要する時間(時定数[†])として定義される(図8.1，表8.1)．T1値ともいう．T1緩和は，励起パルスが与えられてから，次の励起パルスまでの間，すなわちTRの間に起こる現象である(→6章)．したがって，TRは各組織でどこまで縦磁化が回復するかを決めるパラメータとなる．

表8.1 T1緩和の公式

- $Mz_t = Mz(1-e^{-t/T1})$
  Mz_t：励起パルス後，時間tにおける縦磁化の大きさ，Mz：完全に回復したときの縦磁化の大きさ，T1：T1緩和時間(ms)．縦磁化が指数関数的に回復する時間を示す．

励起パルス後，経時的に巨視的磁化の大きさが回復する様子を示す．$t=T1$，$2×T1$，$3×T1$のとき，縦磁化はそれぞれ63%，86%，95%回復し，完全に回復するには3〜5×T1時間を要する．

脂肪のT1緩和

T1緩和は，RFパルスがスピンに与えたエネルギーを，周囲の環境に放出することで起こる．したがって，スピンの置かれた状態によってその効率が変化する．脂肪はエネルギーを吸収しやすいので(→6章)，**脂肪のT1緩和時間は非常に短い**．つまり，スピンがそのエネルギーを速やかに放出して短時間にB_0に戻る(図8.2，表8.2)．

表8.2 脳のT1緩和時間(ms)(1T装置の場合)

組織	T1緩和時間(ms)
水	2500
脂肪	200
脳脊髄液	2000
白質	500

水のT1緩和

水は，スピンのエネルギーを受け取る効率が非常に悪い(→6章)．このため，**水のT1緩和時間は非常に長い**．つまり，スピンがそのエネルギーを周囲に放出してB_0に戻るのに長時間を要する(図8.3，表8.2)．

[†]訳注：時定数
一般に時間tに対する指数関数$x=e^{-t/T}$で，Tを時定数という．Tが大きいほど曲線の傾きが強く，$t=T$のときxは初期値$x(0)$の37%となる．

さらに，スピンから格子へのエネルギー移動は，分子運動がラーモア周波数にどれだけ近いかによって決まる．分子の運動とスピンの歳差運動の周波数がよく一致する場合，水素と周囲の分子(格子)の間で効率よくエネルギーが交換できる．ラーモア周波数は比較的低いので，分子運動がラーモア周波数よりかなり速い水よりも脂肪の方が，この種のエネルギー交換には向いている(→6章)．これも脂肪のT1が水よりも短い理由のひとつである．

T1緩和は，外部磁場強度によって変化する．組織内のスピンの歳差運動周波数は少しずつ異なるが，エネルギー交換はラーモア周波数の時だけ効率的に行われる．ラーモア周波数はB_0の大きさに比例するので，B_0が大きくなるとエネルギー交換に適当な周波数で運動する分子が少なくなり，T1緩和に時間がかかるようになる．

T1緩和のコントロール

TR(繰り返し時間)によって，脂肪や水の巨視的磁化が，次の励起RFパルスまでの間にどの程度回復するかをコントロールすることができる．

TRが短いとほとんどの組織で縦磁化が充分に回復しないので，脂肪と水の縦磁化成分に差を生じる．この縦磁化成分が，次の励起パルスで横磁化成分に変換される．このように，縦磁化が完全に回復できない状態を**飽和**(saturation)という．飽和状態では，脂肪と水の間にT1値の差によるコントラストが発生する(図8.4，8.5)．

TRが長いと，いずれの組織でも縦磁化は完全に回復する．この結果，組織による縦磁化の差はなくなる．つまりTRが長いと，T1緩和の違いによる脂肪と水のコントラストが認められなくなる．この場合，コントラストの差は，プロトンの数，すなわち**プロトン密度**(proton density)の違いだけとなる．各組織のプロトン密度も内因性パラメータ，すなわち組織に固有のパラメータである(→6章)．

巻末に，本章の復習問題を掲載．

表8.3 キーポイント

- 脂肪のT1は短い．
- 水のT1は長い．
- T1緩和は，スピン–格子相互作用によって起こる．その効率は，組織に固有のエネルギーと分子運動のラーモア周波数が，どれだけ近いかによって決まる．
- T1緩和は，外部磁場によって変化する．磁場強度が大きいほど，緩和時間は長くなる．
- T1コントラストはTRによってコントロールできる．良好なT1コントラストを得るには，TRを短く設定する．

本章に関連する動画(アニメーション2.1)は，以下のURLからアクセスできる．
http://www.medsi.co.jp/movie/MRIbasic/

9 T2 緩和

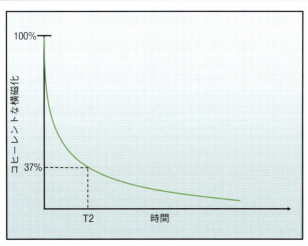

図 9.1　T2 緩和曲線

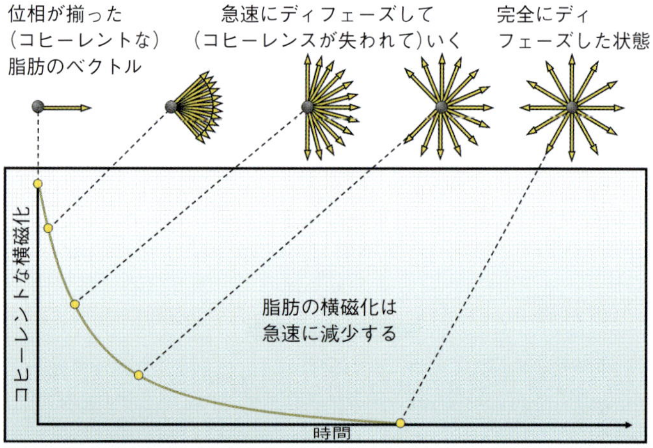

図 9.2　脂肪組織の T2 緩和

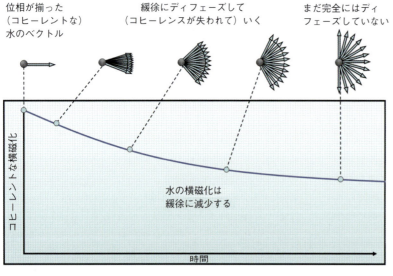

図 9.3　水の T2 緩和

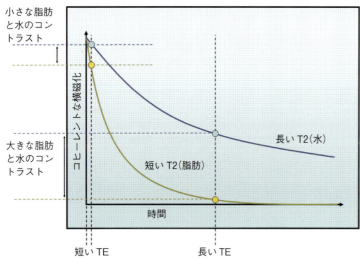

図 9.4　脂肪と水の T2 緩和
短い TE では脂肪と水の差は小さいが，長い TE では両者のコントラストが明瞭になる．

T2緩和は，隣接するスピンどうしの相互作用，すなわち**スピン-スピン相互作用**によって起こる．これはそれぞれのスピンのもつ局所的な磁場が互いに影響して起こるものである．これによって，スピンの位相のコヒーレンスが失われ(＝ディフェーズする)，横磁化面の巨視的磁化が減少する．この過程は指数関数的で，その速度は組織によって異なる．

T2緩和時間は，組織に固有の内因性パラメータである．組織によって一定の値をとり，横磁化がディフェーズにより63％失われる(残り37％になる)時間として定義される(図9.1, 表9.1)．T2緩和は，励起パルスが与えられてから，MR信号が発生するまでの間，すなわちTEの間に起こる現象である(→6章)．したがって，TEは，各組織でどの程度T2緩和が進むかを決めるパラメータとなる．

表9.1　T2緩和の公式

- $Mxy_t = Mxy\ e^{-t/T2}$
  Mxy_t：励起パルス後，時刻 t における横磁化の大きさ．
  Mxy：緩和する前の最大の横磁化の大きさ．T2：T2緩和時間(ms)．横磁化が指数関数的に減少する時間を示す．

励起パルス後，経時的に横磁化の大きさが減少する様子を示す．t＝T2のとき，コヒーレントな横磁化の63％が失われ，37％が残った状態である．

脂肪のT2緩和

T2緩和は，隣接するスピンどうしの相互作用によって起こる．したがって，その効率は分子がいかに密に接近しているかによって決まる†．脂肪の分子は密に接近しているので，スピン-スピン相互作用が効率よく起こる(→6章)†．したがって，脂肪のT2緩和時間は非常に短い(図9.2, 表9.2)．

水のT2緩和

水では，分子の間隔が広いので，スピン-スピン相互作用が効率的に行われない(→6章)†．このため，水のT2緩和時間は非常に長い(図9.3)．

T2緩和のコントロール

TE(エコー時間)によって，MR信号収集の時点で，脂肪や水の横磁化がどの程度残っているかをコントロールすることができる．

TEが短いと，脂肪も水も完全にディフェーズせず，コヒーレントな横磁化成分が同程度に残っている．このため脂肪と水にはほとんどコントラストがつかない．

TEが長いと，脂肪，水ともにディフェーズが進み，T2緩和の差によるコントラストがつくようになる(図9.4)．

---

† 訳注：T2緩和
T2緩和は，スピンが経験する磁場が，熱分子運動によって微小変動することに起因し，分子の動きが遅いほどT2緩和は促進する．また，この作用はスピン間距離の6乗に比例する．ここでは分子間距離を問題にしているが，実際には分子内のスピンの相互作用が主と考えられ，水のT2値が大きいのは水分子の動きが速いためである．

脂肪と水は，画像コントラストの点では両極端にあり，筋肉，灰白質，白質などその他の組織は，両者の中間的な位置にある(表9.2)．

表9.2　脳のT2緩和時間(ms)

組織	T2緩和時間(ms)
水	2500
脂肪	100
灰白質	300
白質	100

知ってましたか？

静止座標系とは，何か動いている物を見ている観測者(あなた)のことである．あなたとあなたがいる部屋は静止しており，あなたが見ているものが動いている状態である．これに対して，**回転座標系**はこれを別の角度から見るものである．あなたが動いていると，部屋はどのようにみえるだろうか？　自分は静止していて，部屋が動いているようにみえる．

その例が，緩和により B_0 に復帰する巨視的磁化である．これを静止座標系から見ると，巨視的磁化は B_0 の周囲を回転しながら緩和していく．しかし，これを回転座標系からみる場合，すなわちあなたは巨視的磁化の上に乗って一緒に回っている状態である．このとき，部屋があなた(巨視的磁化)の回りを回転し，あなた自身は回転せずにゆっくり B_0 方向に戻っていくだけのようにみえる．つまり，回転座標系では，巨視的磁化が(静止座標系のように)部屋の中で回転するのではなく，巨視的磁化の回りを部屋が回転するのである．

巻末に，本章の復習問題を掲載．

表9.3　キーポイント

- 脂肪のT2は短い．
- 水のT2は長い．
- T2緩和は，スピン-スピン相互作用によって起こる．その効率は，分子どうしがどの程度密に接近しているかによって決まる†．
- T2コントラストはTEによってコントロールできる．良好なT2コントラストを得るには，TEを長く設定する．

本章に関連する動画(アニメーション2.1)は，以下のURLからアクセスできる．
http://www.medsi.co.jp/movie/MRIbasic/

10 T1 強調

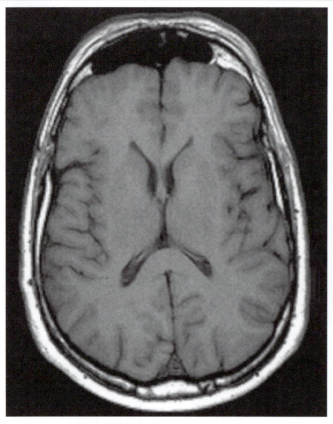

図 10.1　T1 強調像（脳横断像）
T1 が長い脳脊髄液は低信号，T1 が短い皮下脂肪は高信号．白質は灰白質より T1 が短いので灰白質に比べてやや高信号を示す．

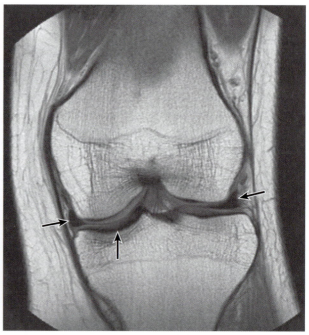

図 10.2　T1 強調像（膝関節冠状断像）
T1 が長い関節液は低信号（→），骨髄，皮下脂肪は T1 が短いので高信号を示す．

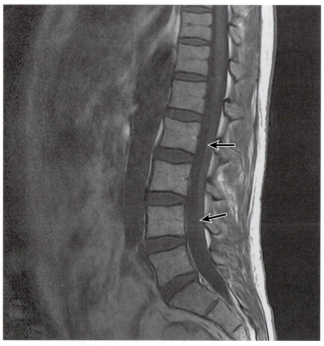

図 10.3　T1 強調像（腰椎矢状断像）
T1 が長い脳脊髄液は低信号（→），脂肪が豊富な骨髄は高信号，水分の多い椎間板は低信号を示す．

使用するパルス系列にかかわらず，すべての内因性パラメータ(→6章)は画像コントラストに影響する．たとえば，空気のようにプロトン密度が小さい組織は常に黒くうつり，スピンが移動するような組織は，パルス系列によって白くなったり黒くなったりする(→46章)．

画像コントラストをわかりやすくするためには，1つのコントラストを**強調**し，他のコントラストの影響を少なくするようにパラメータを適当に設定する．それには，外因性パラメータがどのように内因性パラメータの画像に及ぼす影響を変化させるかを知る必要がある．つまり，外因性パラメータを操作して，1つの内因性パラメータを強調し，他のパラメータの影響を小さくする必要がある．フローとADCについては後述することとし(→25章，46章)，プロトン密度の影響はコントロールできないので，ここではT1およびT2の影響を，TR, TEを変化させることで操作する方法について述べる．

T1強調像(T1 weighted image)は，組織のT1緩和時間の差を強調し，T2の効果を抑えた画像である．このためには，脂肪，水のいずれにおいても，次の励起パルスまでに巨視的磁化が完全にB_0に回復しない程度に短いTRを設定する．つまり，脂肪，水，いずれについても巨視的磁化が飽和するようにする．TRが長いと，脂肪も水も巨視的磁化が回復してしまい，T1の差を識別できなくなる(→8章)．

T1強調像は，そのコントラストが主として組織のT1緩和時間の差に起因する画像である．組織のT1時間を強調するためには，TRを短くしなければならない．しかし同時に，T2強調成分が混在するのを避けるためにT2緩和時間の影響を最小限にする必要があり，これにはTEも短くする必要がある．

T1強調像では，T1が短い脂肪を多く含む組織は明るくうつる(高信号になる)．これは，短いTRの間に縦磁化の大部分が回復し，次の励起パルスの時点でこれが大きな横磁化に変換されてMR信号の形成に寄与するためである(表10.1)．

水を多く含む組織はT1緩和時間が長いので，黒くうつる(低信号になる)．これは，短いTRの間に縦磁化があまり回復せず，次の励起パルスの時点で充分な大きさの横磁化に変換されず，MR信号の形成にあまり寄与しないからである(表10.1)．

T1強調像は解剖の描出に特に優れているが，造影剤投与後の病変の描出にも適している(図10.1～10.3)．

表10.1 T1強調像における信号強度

・高信号	・低信号
脂肪	皮質骨
血管腫	虚血性壊死
骨内脂肪腫	梗塞
放射線障害	感染
脂肪変性	腫瘍
メトヘモグロビン	硬化症
高蛋白濃度の嚢胞	嚢胞
常磁性体造影剤	石灰化
低速のフロー	

・無信号
空気
高速のフロー
腱
皮質骨
瘢痕組織
石灰化

典型的なパラメータ設定

- TR：400～700 ms(GREではさらに短い)
- TE：10～30 ms(GREではさらに短い)
  T1強調像に適したおもなパルス系列：
- SE(→13章)
- FSE(→14, 15章)
- 反転回復法(→16章)
- インコヒーレント型GRE(→21章)
  巻末に，本章の復習問題を掲載．

表10.2 キーポイント

- すべての内因性パラメータは画像コントラストに影響を与える．内因性パラメータがどのように影響するかは，外因性パラメータによってコントロールできる．
- TRはT1コントラストを，TEはT2コントラストをコントロールする．
- T1強調像は，T1緩和の違いが主となる画像である．
- TRを短く(例：400 ms)，TEを短く(例：10 ms)設定することにより，T1の影響を最大化し，T2の影響を最小化することができる．
- T1強調像は，解剖学的な情報を得たり，造影後の検査に有用である．

11 T2 強調

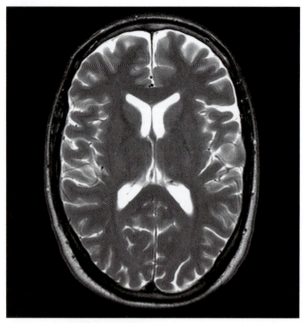

図 11.1　T2 強調像（脳横断像）
T2 が長い脳脊髄液は高信号，灰白質は白質より T2 が長いので白質に比べてやや高信号を示す．

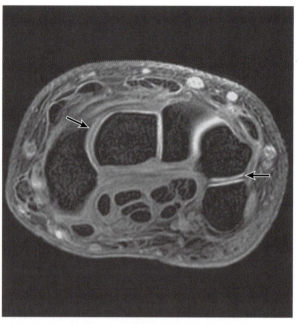

図 11.2　T2 強調像，脂肪抑制併用（手関節横断像）
T2 の長い軟骨は高信号を示す（→）．

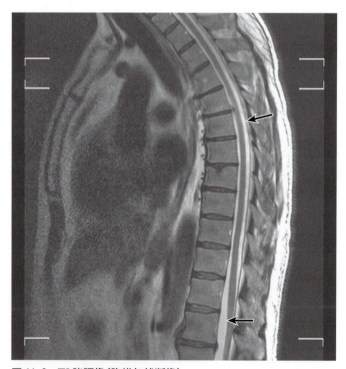

図 11.3　T2 強調像（胸椎矢状断像）
T2 が長い脳脊髄液は高信号を示す（→）．

使用するパルス系列にかかわらず，すべての内因性パラメータ(→6章)は画像コントラストに影響する．たとえば，空気のようにプロトン密度が小さい組織は常に黒くうつり，スピンが移動するような組織は，パルス系列によって白くなったり黒くなったりする(→46章)．

画像コントラストをわかりやすくするためには，1つのコントラストを**強調**し，他のコントラストの影響を少なくするようにパラメータを適当に設定する．それには，外因性パラメータがどのように内因性パラメータの画像に及ぼす影響を変化させるかを知る必要がある．つまり，外因性パラメータを操作して，1つの内因性パラメータを強調し，他のパラメータの影響を小さくする必要がある．フローとADCについては後述することとし(→25章，46章)，プロトン密度の影響はコントロールできないので，ここではT1およびT2の影響を，TR，TEを変化させることで操作する方法について述べる．

T2強調像(T2 weighted image)は，組織のT2緩和時間の差を強調し，T1の効果を抑えた画像である．このためには，脂肪，水のいずれにおいても，巨視的磁化が充分に減衰する程度に長いTEを設定する．TEが短いと，脂肪も水も巨視的磁化が充分減衰せず，T2の差を識別できなくなる(→9章)．

T2強調像は，そのコントラストが主として組織のT2緩和時間の差に起因する画像である．組織のT2時間を強調するためには，TEは長くしなくてはならない．しかし同時に，T1強調成分が混在するのを避けるためにT1緩和時間の影響を最小限にする必要があり，これにはTRも長くする必要がある．

T2強調像では，T2が短い脂肪を多く含む組織は黒くうつる(低信号になる)．これは，TEの間にコヒーレントな横磁化が失われるためである(表11.1)．

水を多く含む組織はT2緩和時間が長いので，白くうつる(高信号になる)．これは，長いTEの間にコヒーレントな横磁化が残っているためである(表11.1)．

T2強調像は，病変の描出に最も優れている．これは一般に，病変は水分が多くT2強調像で高信号となるためである(図11.1～11.3)．

典型的なパラメータ設定

- TR：2000 ms以上(GREではずっと短い)
- TE：70 ms以上(GREではずっと短い)

T2強調像に適したおもなパルス系列：

- SE(→13章)
- FSE(→14, 15章)
- STIR/FLAIR(→16章)

以下のパルス系列はT2*強調像に適している．T2*強調像は水が高信号となる点でT2強調像に似ているが，その他の組織のコントラストは異なるところがある．

- コヒーレント型(FISP型)GRE(→20章)
- バランス型GRE(→23章)

巻末に，本章の復習問題を掲載．

表11.2 キーポイント

- すべての内因性パラメータは画像コントラストに影響を与える．内因性パラメータがどのように影響するかは，外因性パラメータによってコントロールできる．
- T2強調像は，T2緩和の違いが主となる画像である．
- TRはT1コントラストを，TEはT2コントラストをコントロールする．
- TRを長く(例：4000 ms)，TEも長く(例：100 ms)設定することにより，T1の影響を最小化し，T2の影響を最大化することができる．
- T2強調像は，病変の描出に有用である．

表11.1 T2強調像における信号強度

・高信号	・低信号
水	皮質骨
関節液	デオキシヘモグロビン
血管腫	ヘモシデリン
感染	石灰化
炎症	常磁性体造影剤
浮腫	
一部の腫瘍	
出血	
低速のフロー	
嚢胞	

・無信号	
空気	
高速のフロー	
腱	
皮質骨	
瘢痕組織	
石灰化	

12 プロトン密度強調

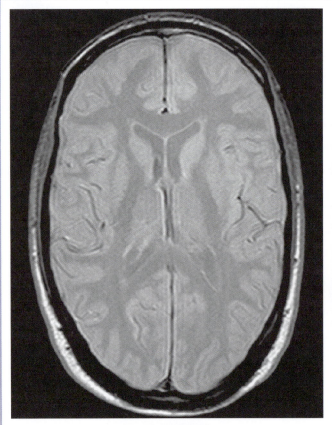

図 12.1　プロトン密度強調像（脳横断像）

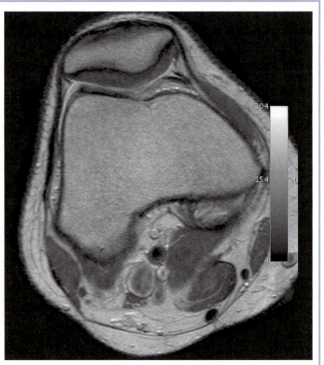

図 12.2　プロトン密度強調像（膝関節横断像）

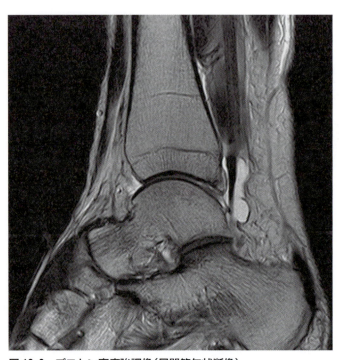

図 12.3　プロトン密度強調像（足関節矢状断像）

使用するパルス系列にかかわらず，すべての内因性パラメータ(→6章)は画像コントラストに影響する．たとえば，空気のようにプロトン密度が小さい組織は常に黒くうつり，スピンが移動するような組織は，パルス系列によって白くなったり黒くなったりする(→46章)．

画像コントラストをわかりやすくするためには，1つのコントラストを**強調**し，他のコントラストの影響を少なくするようにパラメータを適当に設定する．それには，外因性パラメータがどのように内因性パラメータの画像に及ぼす影響を変化させるかを知る必要がある．つまり，外因性パラメータを操作して，1つの内因性パラメータを強調し，他のパラメータの影響を小さくする必要がある．フローとADCについては後述することとする(→25章, 46章)．ここではTR，TEを変化させることでプロトン密度を強調する方法について述べる．

プロトン密度強調像〔proton density(PD)weighted image〕は，プロトン密度(組織中のプロトンの数)の違いを反映する画像である．このためには，T1の影響，T2の影響をともに抑制する必要がある．すなわち，TRを長くしてT1の影響を減じ，TEを短くしてT2の影響を減ずることによりプロトン密度強調像が得られる．

プロトン密度強調像は，そのコントラストが主として組織のプロトン密度の差に起因する画像である．

プロトン密度強調像では，プロトン密度が低い組織は黒くうつる(低信号になる)．これは，プロトンの数が少ないと，横磁化成分が小さいためである(表12.1)．プロトン密度が高い組織は白くうつる(高信号になる)．これは，プロトンの数が多いと，横磁化成分が大きいためである(表12.1)．

表12.1 プロトン密度強調像における信号強度

・高信号	・低信号，無信号
脳脊髄液	高速のフロー
関節液	腱
低速のフロー	皮質骨
感染	瘢痕組織
炎症	石灰化
浮腫	
嚢胞	
脂肪	

皮質骨，空気は，MRIでは画像の種類にかかわらず常に黒くうつる．これは，プロトン密度が低く，ほとんど信号を発生しないためである．プロトン密度強調像は，解剖，病変の描出に有用である(図12.1〜12.3)．

典型的なパラメータ設定

- TR：2000 ms以上
- TE：10〜30 ms

プロトン密度強調像に適したおもなパルス系列：

- SE(→13章)
- FSE(→14, 15章)

その他の強調画像

フロー，ADCも，内因性パラメータとして画像コントラストに影響する．流れるスピンについてはフローメカニズム(→46章)に基づいて強調することができ，MR血管撮像(MRA)がこれに当たる(→47〜49章)．ADCを強調したものが拡散強調画像である(→25章)．

表12.2 キーポイント

- プロトン密度強調像は，組織のプロトン密度の違いを強調した画像である．
- TRを長く(例：4000 ms)，TEを短く(例：20 ms)設定することにより，T1，T2の影響を最小化してプロトン密度を強調できる．
- プロトン密度強調像は，解剖，病変の描出に有用である．

13 スピンエコー(SE)法

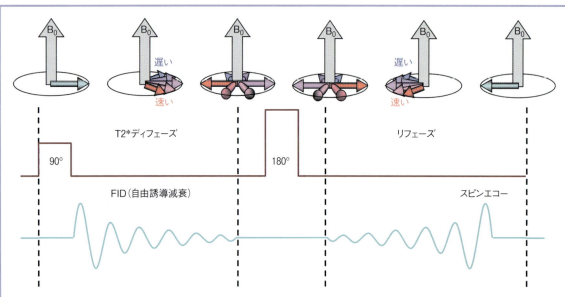

図 13.1　180°パルスによるリフェーズ
スピンエコー(SE)法の特徴は，180°パルスが存在することである．180°パルスはディフェーズしたスピンをリフェーズしてエコーを発生させる．

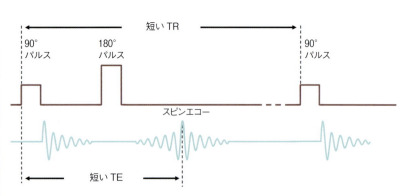

図 13.2　SE法(シングルエコー)
TRの間にスピンエコーを1つ収集する．

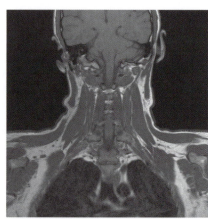

図 13.4　T1強調像(腕神経叢冠状断像)

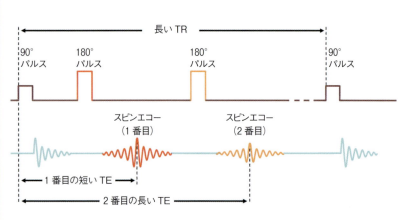

図 13.3　SE法(デュアルエコー)
TRの間にスピンエコーを2つ収集する．1番目はTEが短いのでプロトン密度強調像，2番目はTEが長いのでT2強調像となる．

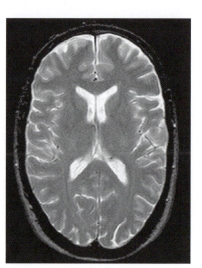

図 13.5　T2強調像(脳横断像)

パルス系列(pulse sequence)は，一連のRFパルス，傾斜磁場，これを隔てる時間間隔からなる．すべてのパルス系列は，この3つの要素をもち，その配置，タイミングが異なるだけである．

(古典的)スピンエコー法(conventional spin echo：CSE)†は，MRIの最も基本的なパルス系列で，T1強調像，T2強調像，プロトン密度強調像などをつくることができる．SE法の基本は，90°励起パルス，180°リフェーズパルスからなり，これによってエコー(MR信号)が発生するものである．

原理

90°励起パルスを加えた後，磁場強度の不均一による歳差運動周波数のばらつきのために，スピンの磁気モーメントのコヒーレンスが失われていく．この結果，横磁化，ひいてはMR信号を発生する能力が減衰してしまう(→7章)．

大きな周波数を感ずる磁気モーメントの位相は進み，小さな周波数を感ずる磁気モーメントの位相は遅れる．この様子は「扇」のように考えることができる．

180°パルスは，ディフェーズしたスピンを180°転換する．この結果，扇の速い前縁が後縁に移動し，速くなった後縁が最終的には遅い前縁に追いつくことになる．これをリフェーズという(図13.1)．

コヒーレントなスピンによって受信コイルに，MR信号が再生する．これをエコーという．このようにRFパルスによってつくられるエコーをスピンエコー(spin echo：SE)という．

リフェーズ操作は，磁場の不均一の影響を除去することができる．180°のリフェーズパルスを加えることによりSEが発生する．リフェーズパルスを1回ではなく2回以上与えることにより，複数のエコーを得ることもできる．

画像コントラスト

CSEは通常，次の2つのいずかの方法で用いられる．
- シングルSEは，励起パルス後，180°パルスを1つ加えて，1つのエコーをつくり出すもので(図13.2)，典型的にはT1強調像の撮像に利用される．

TRは，90°パルスから次の90°パルスまでの時間．T1強調像ではTRを短く設定する(→10章)．

TEは，90°パルスから，180°パルス後に形成されるMR信号の頂点あるいは中点までの時間．T1強調像ではTEを短く設定する(→10章)．
- デュアルSEは，2つの180°パルスを加えて，2つのエコーをつくり出すものである．1か所につき2枚の画像がつくられ，1つはプロトン密度強調像，もう1つはT2強調像となる(図13.3)．1番目のエコーは，短いTE，長いTRによるもので，プロトン密度強調像となる(→12章)．2番目のエコーは，長いTE，長いTRによるもので，T2強調像となる(→11章)．2番目のエコーは，1番目よりもT2緩和のために小さくなる．

典型的なパラメータ

シングルSE(T1強調像)
- TR：400〜700 ms
- TE：10〜30 ms

デュアルSE(プロトン密度/T2強調像)
- TR：2000 ms以上
- TE1：20 ms
- TE2：80 ms

臨床応用

SE法は現在でも，そのコントラストがよく理解でき，予測しやすい「ゴールドスタンダード」である(表13.1)．高品質のT1，T2，プロトン密度強調像をつくることができ，全身のあらゆる疾患に適応がある(図13.4，13.5)．しかし，撮像時間が比較的長いため，プロトン密度/T2強調像については，現在はFSEが通常用いられる(→14章)．

表13.1 SE法の長所・短所

長所	短所
・画質がよい	・撮像に時間がかかる
・適応が広い	
・真のT2強調像が得られる	
・装置を選ばない	
・画像コントラストの「ゴールドスタンダード」	

表13.2 キーポイント

- SEでは，180°リフェーズパルスにより，磁気モーメントの位相を揃えてエコーを得る．
- T1，T2，プロトン密度強調像を撮像できる．
- シングルSEあるいはデュアルSEにより，T1，T2，プロトン密度強調像を撮像する．
- 歴史が長く，「ゴールドスタンダード」として全身の撮像に利用されている．
(パルス系列，オプションの略称→付録3)

---

†訳注：古典的スピンエコー法
　後述(→14章)の高速スピンエコー法(FSE)あるいはターボスピンエコー法(TSE)に対して，古典的スピンエコー法(CSE)とよぶこともある．特に断りなくスピンエコー法というと，古典的スピンエコー法をさす場合と，高速スピンエコーを含めたスピンエコー全般をさす場合がある．

本章に関連する動画(アニメーション2.2, 2.3)は，以下のURLからアクセスできる．
http://www.medsi.co.jp/movie/MRIbasic/

14 高速スピンエコー（ターボスピンエコー）法の原理

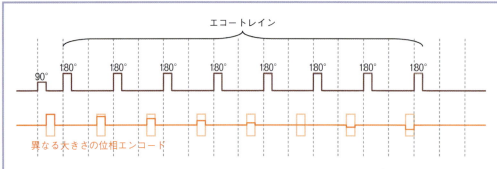

図14.1　高速SE（FSE）法のエコートレイン
複数の180°パルスに対して，その都度位相エンコードの大きさが異なる．それぞれから発生する一連のエコー列をエコートレインという．

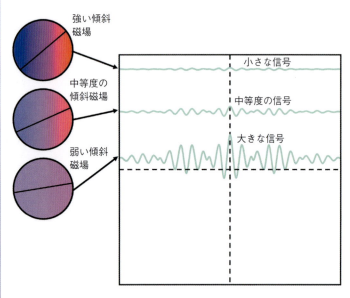

図14.2　位相エンコードと信号強度の関係
位相エンコード傾斜磁場が強い（急峻）なほどディフェーズが大きいので信号強度は小さい．

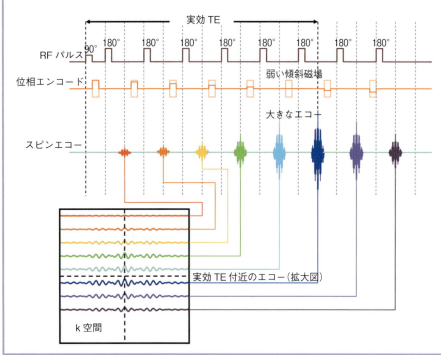

図14.3　k空間と位相リオーダリング
指定された実効TEの位置に，最も弱い小さい位相エンコード傾斜磁場（位相エンコードステップ）を配置することにより最も大きなエコーをここに配置できる．これを位相（エンコードステップの）リオーダリングという．

高速スピンエコー法(fast spin echo：FSE)あるいはターボスピンエコー法(turbo spin echo：TSE)は，古典的スピンエコー(CSE)の高速版である[†1]．RARE (rapid acquisition with relaxation enhancement)というパルス系列を元にしたものであるが，この名前でよばれることもある．CSEでは，各TRにつき位相エンコードは1回のみである(→32章)．撮像時間は，TR，NSA，位相マトリックス数の積となる(→36章)．この場合，撮像時間を短縮する方法のひとつに，位相エンコードステップ数を減らす方法がある．しかし，これは一般的に空間分解能の低下をまねく(→41章)．FSEは，位相エンコードステップ数を減らすことなく，1回のTRについて複数の位相エンコードを行うことによりこの問題を克服するものである．

原理

FSEは，一連の180°リフェーズパルスを使い，それぞれが1つのスピンエコー(SE)を発生する．この一連のSEを**エコートレイン**(echo train)という．また，180°パルスとそれによるエコーの数を，**エコートレイン長**(echo train length：ETL)[†2]，各エコーの時間間隔をエコー間隔という．

それぞれのリフェーズ後，位相エンコードが行われ，そこから得られるエコーはk空間の異なるライン上に格納される(→32章，図14.1)．したがって，各TRごとに，k空間上の複数のラインが充填されていく．これに対して，CSEでは各TRごとに1本のラインしか充填されない．FSEではk空間がより高速に充填されていくので，撮像時間は短縮する．

一般的には，1回のTRにつき，2〜30個の180°パルスが加えられるが，必要に応じてさらに多くすることもできる．各TRについて複数の位相エンコードが行われ，k空間の複数のラインが充填される．ETLが16の場合，各TRで16回の位相エンコードが行われ，k空間の16本のラインが充填される．したがって，各TRについてラインを1本しか充填しないCSEに比べて，FSEは1/16の時間で撮像できることになる(表14.1)．ETLが大きいほど，撮像時間は短縮する(表14.2)．

表14.1　FSEによる撮像時間短縮

パルス系列	撮像時間
SE，位相エンコード数256，NSA 1	256×1×TR＝256×TR
FSE，位相エンコード数256，NSA 1，ETL 16	256×1×TR/16＝16×TR

表14.2　FSEに関するおもな公式

・ST＝TR×Matrix(P)×NSA/ETL
　ST：撮像時間，TR：繰り返し時間，Matrix(P)：位相エンコードマトリックス数，NSA：平均加算回数，ETL：エコートレイン長

FSEにおける撮像時間を求めることができる．ETLが大きいほど撮像時間は短縮するが，TRあたりのマルチスライス数は減少する(→15章)．

画像コントラスト

FSEでは，各エコーは異なるTEをもっており，ここから1枚の画像を構成する．CSEでも，異なるTEのエコーが発生しうるが，それぞれから異なる画像を構成する．一方，FSEでは異なるTEの複数のエコーから1枚の画像をつくる．この点が異なっている．この結果，異なる輝度の信号が混在することになるが，FSEではこれを**位相リオーダリング**(phase reordering)という方法で解決する．

どのパルス系列でも，位相エンコードでは，ステップごとに異なる大きさの傾斜磁場を用いて，k空間の異なるラインを充填していく．

大きな傾斜磁場を加えると，発生するエコー(MR信号)は小さくなる．これは，180°パルスのリフェーズ効果が減弱するためである．一方，小さな傾斜磁場の場合は，このような効果が小さいので，発生するエコー(MR信号)は大きなものとなる(図14.2)．

指定したTE(実効TE：effective TE)に対して，最終的な画像がそのTEに対応するコントラストが得られるようにする必要がある．たとえば，TEが102 msなら(TRが長ければ)T2強調像となる．

このため，MRI装置は位相エンコードステップのなかで，最も小さな傾斜磁場によって最も大きなMR信号が得られるステップが，指定された実効TEに最も近い180°パルスの位置に来るようにする．一方，最も大きな傾斜磁場によって最も小さなMR信号が得られるステップは，実効TEから最も遠いところに配置される．この結果，多少の違いはあっても目的とするTEにほぼ近いコントラストの画像が得られることになる(図14.3)．

最新のMRI装置では，リフェーズパルスを180°よりも小さく(たとえば150°)にすることができる．これでもリフェーズは可能で，かつRFパルスによるエネルギーを小さくすることができる．この結果SAR(→54章)を小さくすることができ，一定のTRの間に撮像するスライス数を増やすことができる．

巻末に，本章の復習問題を掲載．

表14.3　キーポイント

・FSEは，1回のTRの間に複数回の位相エンコードを行う．
・つまり1回のTRの間に，複数本のk空間上のラインを充填していく．この数をETL(あるいはターボファクター)という．
・複数のリフェーズパルスにより複数のエコーが発生し，これをそれぞれk空間上の異なるラインに充填する．
・撮像時間は，1/ETLに短縮する．
・画像コントラストは，実効TE付近で収集されるエコーを，k空間の中央部に配置する位相リオーダリングによってコントロールする．
(パルス系列，オプションの略称→付録3)

[†1] 訳注：FSEとTSE
　一般的な名称は高速スピンエコー(FSE)であるが，一部のメーカー(シーメンス社，フィリップス社)ではこれをターボスピンエコー(TSE)とよんでいる．本書では以下，原則として一般名称のFSEを用いる．

[†2] 訳注：ETL，ターボファクター
　FSEをTSEとよぶメーカーは，ETLをターボファクター(turbo factor)と称している．本書では以下，原則としてETLを用いる．

15 高速スピンエコー（ターボスピンエコー）法の応用

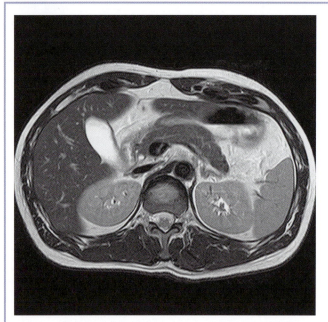

図 15.1 高速 SE(FSE/TSE) による T2 強調像（腹部横断像）

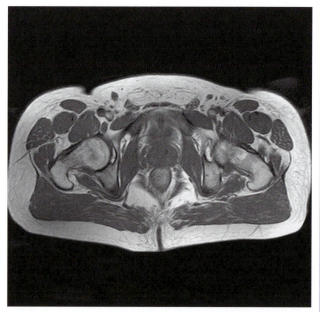

図 15.2 高速 SE(FSE/TSE) による T1 強調像（男性骨盤の横断像）

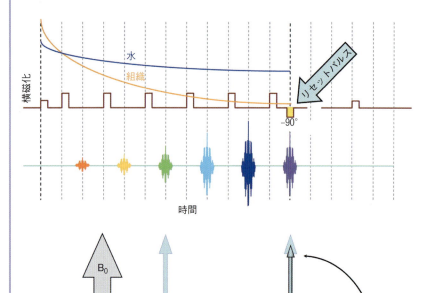

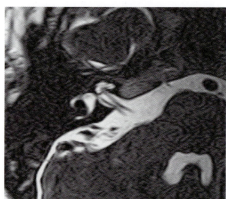

図 15.4 FRFSE（あるいは DRIVE）による T2 強調像（内耳道）
短時間で T2 強調像が撮像できる．

図 15.3 FRFSE(DRIVE)
リセットパルスにより残存横磁化を強制的に縦磁化に戻す．

---

†1 訳注：J-coupling
　脂肪のような有機分子中の水素原子は，その環境（-CH₃, -CH₂- など）により電子の影響を受けて共鳴周波数が少しずつ異なる．これを J-coupling という．FSE のように 180°パルスを連続して与えるとこの効果が減弱するため周波数のばらつきが小さくなり，相対的に脂肪の信号が上昇する．このほか，FSE では MT 効果（→ 40 章）により脂肪以外の組織の信号が低下することも，脂肪が高信号となる一因である．

†2 訳注：HASTE
　Half-Fourier Acquisition Single-shot Turbo spin Echo．FSE/TSE を部分フーリエ法（→ 38 章）と組み合わせた撮像法．

†3 訳注：FRFSE，DRIVE
　FRFSE：Fast Recovery FSE (fast spin echo)
　DRIVE：DRIVen Equilibrium

FSEのコントラストは，異なるTEの画像が混在するために独特である．T2強調像では，**水，脂肪ともに高信号**となる．これは，連続する180°パルスが，脂肪のスピン-スピン相互作用を減弱させてT2緩和時間を延長するためである(**J-coupling**という)[†1]．このため，FSEにおけるT2強調像で脂肪と病変を区別するには，STIR(→16章)，周波数選択的脂肪抑制(→43章)などの脂肪抑制法が必要な場合がある．

筋肉は，CSEに比較して低信号となる．これは，連続する180°パルスが**磁化移動**(magnetization transfer：MT)効果を増強するためである(→40章)．T1強調像は，CNRが低いことが多く画像が「フラット」になりやすい．したがって，もともとのコントラストが良好な場合に適している．

ETLを非常に長くすると，FSEの画像にボケ(blurring)が起こるようなる．これは特に，エコー間隔が長いときに起こりやすい．TEが非常に長いとT2緩和のため信号は非常に小さくなるが，このようなデータがk空間に配置されるとボケが起きやすくなる．しかし，これはETLが非常に長い場合だけである．

1回に撮像できるスライス枚数は，ETLとエコー間隔で決まる(表15.1，→発展事項1)．TRを長くすると撮像時間は延長するが，ETLを長くすれば充分に相殺できる．

表15.1　FSEに関するおもな公式

- $N_{slices} = TR/(ETL \times E_s)$
  N_{slices}：TRあたりの撮像スライス数，TR：繰り返し時間(ms)，ETL：エコートレイン長(ターボファクター)，E_s：エコー間隔(ms)

FSEで，何枚のスライスを撮像できるかを示す．CSEよりも少なくなることがある(→発展事項1)．

典型的なパラメータ設定

デュアルエコー
- TR：2500〜8000 ms(スライス数に応じて)
- 実効TE1：17 ms
- 実効TE2：102 ms
- ETL：8(2つに分割して前半の4エコーをプロトン密度強調像，後半の4エコーをT2強調像にあてる)

T2強調シングルエコー
- TR：4000〜8000 ms(スライス数に応じて)
- 実効TE：102 ms
- ETL：20以上

T1強調シングルエコー
- TR：600 ms
- 実効TE：10 ms
- ETL：4

臨床応用

FSEは，CSEに比べてわずかな時間でT1，T2，プロトン密度強調像などを撮像できる(図15.1，15.2)．撮像時間が短くなるため，位相マトリックス数を増やして空間分解能を向上することができる．FSEは一般に，脳，脊椎，関節，四肢，骨盤腔などに利用される．胸腹部では，ある種の呼吸補正法(→43章)との併用はできないので，呼吸アーチファクトについては呼吸トリガー撮像，息止め撮像，NSAを増やすなどの対策が必要である．

傾斜磁場強度の大きなMRI装置では，FSEをシングルショットモード(SS-FSE)(→24章)あるいはハーフフーリエシングルショット(HASTE)[†2]で使うことができる．このような方法では，1回の息止めで撮像が可能である．また非常に長いTE，TRを使うことにより高度のT2強調像(＝水画像)を撮像することもできる．胆汁や膵液だけが高信号となるMRCP(MR胆管膵管撮像)はその一例である．

表15.2に，FSEの長所・短所をまとめる．

表15.2　FSEの長所・短所

長所	短所
・撮像時間が短い	・フローアーチファクトが増加する場合がある
・空間分解能が高い	・併用できない撮像オプションがある
・T2強調度が強い	・コントラストがCSEと異なる場合がある
・磁化率効果が小さい*	・画像のボケ(blurring)がありうる

*短所ともなりうる(例：出血の診断が難しい)

FSEの応用として，FRFSEあるいはDRIVEがある[†3]．これは，TRの最後にリセットパルスを追加し，その時点での残存横磁化を縦磁化に強制的に戻す方法である(図15.3)．戻った縦磁化は，次の励起パルスで再び横磁化に変換される．この方法では，短いTRでも水の信号強度を強くすることができ，通常のFSEに比べて短時間でT2強調像が撮像できる(図15.4)．これは，水のT2緩和時間が長いため，水を多く含む組織ではTRの終わりの時点で大きな横磁化が残っており，リセットパルスがこれを縦磁化に回復するためである．

巻末に，本章の復習問題を掲載．

表15.3　キーポイント

- FSE/TSEでは，J-couplingのため脂肪が高信号となり，脂肪抑制が必要となる場合がある．
- ETL(ターボファクター)は，FSEに特有の外因性パラメータである．
- T1強調像，プロトン密度強調像では，長いTEの影響を受けないように小さなETLを設定する．
- T2強調像では，長いTEの影響を受けるように大きなETLを設定する．
- ETLが大きいほど，撮像時間は短縮する．
- FSEはほとんどの部位に応用可能である．

16 反転回復法（IR）

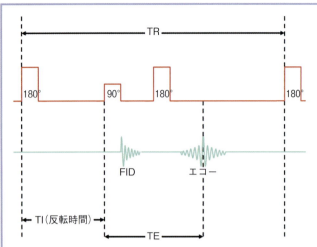

図 16.1　反転回復法のパルス系列
通常の SE 法のパルス系列の冒頭に反転パルス（180°）が配置されている．

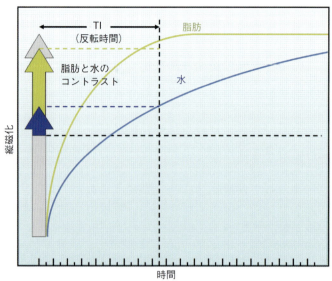

図 16.2　T1 強調の反転回復法
TI（反転時間）を 300〜700 ms に設定すると良好な T1 強調が得られる．

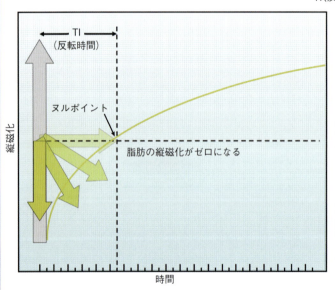

図 16.3　STIR による脂肪抑制の原理
TI（反転時間）を 100〜180 ms に設定して脂肪の縦磁化が 0 の状態（ヌルポイント）で励起パルスを加えることで，脂肪の信号を抑制できる．

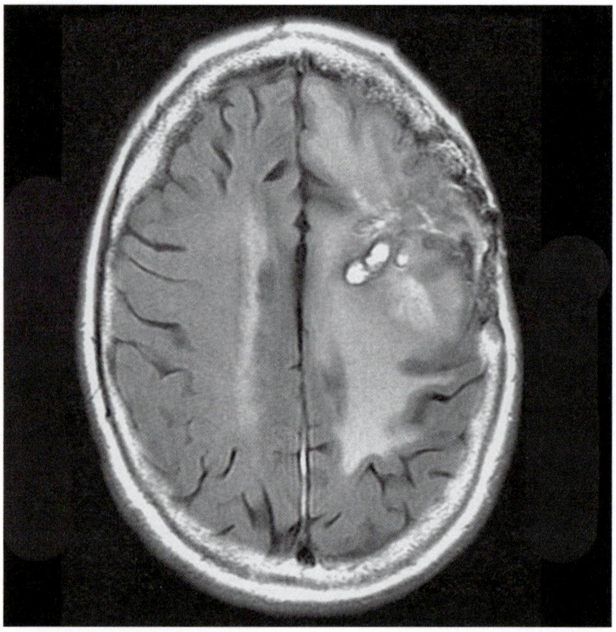

図 16.4　FLAIR（脳横断像）
脳脊髄液が抑制されて無信号となっている．

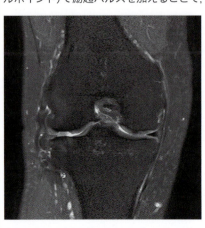

図 16.5　STIR（膝関節冠状断像）
脂肪が抑制されて無信号となっている．

反転回復法(inversion recovery：IR)は，本来はT1強調度の強い画像を撮像するためのものであったが，現在ではおもに高速スピンエコーと組み合わせて，特定の組織の信号を抑制したT2強調像を撮像するために使われている．ここではその両方の使い方について説明する．

原理

　反転回復法(IR法)は，SE法のひとつだが，冒頭に180°反転パルスがある．これにより巨視的磁化が180°反転する．TRは，各スライスの反転パルスの間隔となる．反転パルス後，巨視的磁化はB_0の方向に戻っていくが，180°パルスからTI経過したところで90°パルスを加える．さらに横磁化をリフェーズするための180°パルスによって，90°パルスからTE後にエコーが発生する(図16.1)．

コントラスト

　IR法では，画像コントラストを決めるうえで**TI(反転時間)** が最も重要な外因性パラメータである．TIを巨視的磁化が横磁化面を通過するほど充分長くすれば，コントラストは90°励起パルスによる飽和の程度によって決まる．たとえば，巨視的磁化が横磁化面通過後，短時間で90°パルスを加えると，充分飽和した状態なのでT1強調となる．TIを300〜700 msに設定すると，このような強いT1強調像が得られる(図16.2)．特定のTIを使うと，特定の組織の信号を抑制することができる(図16.3)．

　TEは，T2緩和をコントロールする．T1強調像ではTEを短く，T2強調像では長く設定する．TRは，反転パルス前に縦磁化が充分回復する程度に長い必要がある．この結果，古典的なIR法はTRが非常に長く，撮像時間も長い．

　高速IR法(fast inversion recovery)は，IR法をFSE法と組み合わせたものである．この場合は，まず巨視的磁化が180°パルスで反転される．通常のIR法と同じく，TRは各スライスごとの反転パルスの間隔である．TI時間後，90°励起パルスを加えるが，この後，複数の180°リフェーズパルスを加えることにより，複数のエコーが発生し，これにそれぞれ異なる位相エンコードを行う．FSEと同じく，TRごとにk空間の異なるラインを充填していくことにより，撮像時間が短縮できる．一般にIR法は縦磁化を充分回復させるためにTRが長く，撮像時間が延長することが多いので，FSE法との併用は有用である．パラメータ設定は通常のIRと同様であるが，これに加えてETLをT1強調像では短く，T2強調像では長く設定する．

　高速IR法でも，TIの設定により特定の組織の信号を抑制することができる．

　STIR(short TI inversion recovery)は，TIを短く，静磁場強度に応じて100〜180 ms程度に設定する方法である．このTIでは，脂肪の巨視的磁化がちょうど横磁化面を通過するとき，90°励起パルスを加えることになる．このタイミングを**ヌルポイント**(null point)といい，脂肪の縦磁化がない状態なので，90°励起パルス後も脂肪の横磁化は存在せず，結果として脂肪抑制画像が得られる(図16.3)．

　FLAIR(fluid attenuated inversion recovery)は，TIを長く，静磁場強度に応じて1700〜2200 ms程度に設定すると，脳脊髄液の信号がSTIRの脂肪と同じ原理で抑制される．脳脊髄液のT1緩和時間は長いので，これに応じてTIも長く設定する必要がある．

典型的なパラメータ設定

T1強調像
- TI：300〜700 ms
- TE：10〜20 ms
- TR：2500 ms以上
- ETL：4

STIR
- TI：100〜180 ms
- TE：70 ms以上(T2強調像)
- TR：2500 ms以上
- ETL：16以上

FLAIR
- TI：1500〜2200 ms
- TE：70 ms以上(T2強調像)
- TR：2500 ms以上
- ETL：12〜20

臨床応用

　IR法は非常に応用範囲が広く，おもに中枢神経系(T1強調像，FLAIR)，整形外科領域(STIR)で利用される(表16.1)．FLAIRは，多発性硬化症の脱髄巣のような脳室周囲の病変の検出に優れている(図16.4)．STIRは，整形外科領域では，正常骨髄の信号を抑制して骨病変を鋭敏に検出できることから，多発病変をスクリーニング的に検索する場合にも適している(図16.5)．

　巻末に，本章の復習問題を掲載．

表16.1 IR法の長所・短所

長所	短所
・応用範囲が広い ・画質がよい ・病変の検出率が高い．	・撮像時間が長い(特に古典的なIR法)

表16.2 キーポイント

- IR法は，SE法の冒頭に180°反転パルスを置き，縦磁化を飽和させる．
- TIは，180°反転パルスと90°励起パルスの間隔で，画像コントラストを決定する．
- FSE(→14章)と併用することにより撮像時間を短縮でき，脳脊髄液を抑制するFLAIR，脂肪を抑制するSTIRなどとして用いられる．
- 組織信号を抑制するには，脳脊髄液，脂肪などそれぞれのヌルポイントに合わせてTIを設定する．
- ETLに応じて撮像時間は短縮する．
(パルス系列，オプションの略称→付録3)

本章に関連する動画(アニメーション5.1)は，以下のURLからアクセスできる．
http://www.medsi.co.jp/movie/MRIbasic/

グラジエントエコー(GRE)法の原理

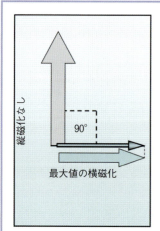
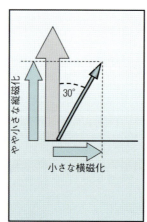

図17.1 フリップ角と信号強度の関係
左：フリップ角90°の場合，右：フリップ角30°の場合．

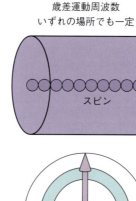
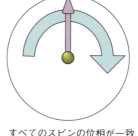
(a)

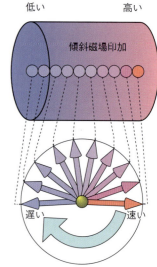
(b)

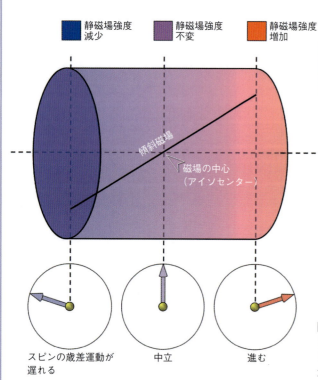

図17.2 傾斜磁場による磁場強度，周波数の変化
左半は磁場が弱いので位相が遅れ，右半は磁場が強いので位相が進む．

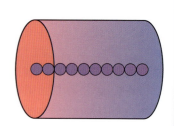
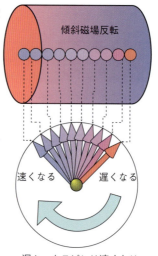
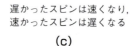
(c)

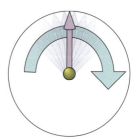
(d)

図17.3 傾斜磁場によるリフェーズパルス
(a) 傾斜磁場のない状態では，いずれのスピンも同じ速さで回転しており，位相が一致している．(b) 傾斜磁場が加わると，磁場が弱い左半ではスピンの回転が遅くなって位相が遅れ，磁場の強い右半では回転が速くなって位相が進む．(c) 傾斜磁場が逆転し，左半は回転が速くなって位相が進み，右半は遅くなって位相が遅れる．(d) この結果，一定時間経つと再び位相が一致する．

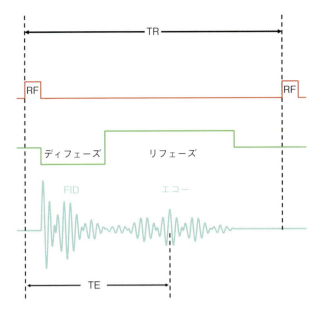

図17.4 基本的な GRE 法（双極性傾斜磁場による GRE の発生）
傾斜磁場の極性を反転させると，後半の傾斜磁場の中ほどで位相が一致して MR 信号（エコー）が発生する．

GRE 法は，スピンをリフェーズするために，SE 法のように 180°パルスではなく（→13章），傾斜磁場（グラジエント）を使用する方法である．またフリップ角も変化させる．これにより，撮像時間を短縮することができる．

原理

- GRE 法では，RF パルスで励起し，一定の緩和時間後に，傾斜磁場によりスピンをリフェーズする．
- **フリップ角**（flip angle），すなわち巨視的磁化が B_0 から倒れる角度は，励起 RF パルスの強さ，持続時間により決まる（→5章）．
- 通常フリップ角は 90°より小さく，縦磁化は SE 法のように大きく倒れない．この結果，縦磁化が完全に回復する時間も SE 法ほど長くなく，したがって TR を短くすることができる．これが，GRE 法の撮像時間が短い理由のひとつである．
- 発生する横磁化は，すべての縦磁化が横磁化に変換される SE 法に比べて小さなものとなる．90°以下のフリップ角を使用すると，縦磁化の一部のみが横磁化に変換され，これが歳差運動して受信コイルに信号を発生する．したがって，GRE 法の SN 比は SE 法よりも原則として小さい（→39章，図17.1）．
- 一定の TR について，横磁化が最大となるようなフリップ角を**エルンスト角**（Ernst angle）という．しかし多くの場合，フリップ角は，信号強度よりも，組織間のコントラストを最大とするように選択する（→19章）．
- 磁気モーメントの横磁化成分がディフェーズし，傾斜磁場によってリフェーズされる（図17.2, 17.3）．
- 傾斜磁場は，磁場強度を変化させるので，歳差運動周波数が変化し，スピンの位相が変化する（→53章）．この傾斜磁場によるリフェーズ（**リワインディング** rewinding）に

よって，受信コイルに発生する信号を**グラジエントエコー**（gradient echo：GRE）という（図17.4）．180°RF パルスによるエコーは**スピンエコー**（spin echo：SE）である．

GRE では，周波数エンコード傾斜磁場（→30章）によってリフェーズを行う．初めに，マイナスの傾斜磁場が加わり，ディフェーズが促進される（図17.2）．次に傾斜磁場の極性をプラスに反転する．これによって，位相が遅れていたスピンは進み，進んでいたスピンは遅れる結果，リフェーズされて位相が一致してエコーが発生する（図17.3）．すなわち，この双極性の周波数エンコード傾斜磁場によって，傾斜磁場のプラス部分（＝サンプリング・ウィンドウ）の中点でスピンの位相が一致し（→34章），ここにタイミングを合わせて MR 信号を読み出すことができる．

傾斜磁場によるリフェーズは，RF パルスによるものよりも効率が低い．傾斜磁場によるリフェーズは，静磁場の不均一による位相の乱れをリフェーズできない．このため，GRE 画像は，$T2^*$ の影響を受け，ノイズや磁化率アーチファクトが大きくなる（→45章）．GRE 法の $T2^*$ 強調像は，傾斜磁場によりリフェーズできない静磁場不均一の影響による $T2^*$ 効果を反映してるので，逆にいえば磁場強度の不均一により鋭敏であるともいえる．

傾斜磁場によるリフェーズは，RF によるリフェーズよりも高速なため，GRE 法の TR，TE は SE 法に比べて短く，この結果，撮像時間も短縮できる．

巻末に，本章の復習問題を掲載．

表17.1 キーポイント

- GRE 法は，傾斜磁場を使ってスピンをリフェーズし，通常フリップ角は 90°以下とする．このため，TE，TR ともに SE 法よりも短くすることができる．
- フリップ角が小さいため，励起によって横磁化に変換される縦磁化が小さい．したがって緩和に要する時間も短く，このため GRE 法の TR は短い．
- 傾斜磁場によりリフェーズが加速される．双極性周波数エンコード傾斜磁場により，MR 信号を読みとるサンプリングウィンドウの中点でスピンの位相が一致する．このため TE も短く，SE 法に比べて短い TR で同じスライス数を撮像できる．
- 傾斜磁場でリフェーズすることにより，RF パルスを使う SE 法より短時間で撮像できるが，静磁場強度の不均一は補正されないので，磁化率アーチファクトが増大する．（パルス系列，オプションの略称→付録3）

18 グラジエントエコー（GRE）法の臨床応用

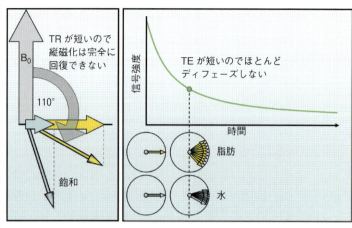

図 18.1　T1 強調 GRE 法

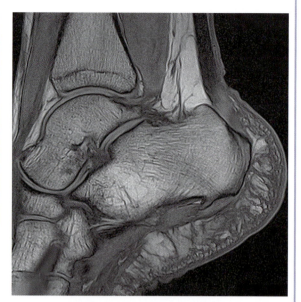

図 18.2　T1 強調 GRE 法（足関節矢状断像）
骨髄，皮下脂肪など，脂肪成分が高信号に認められる．

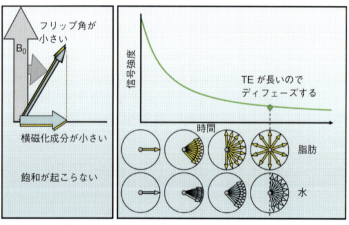

図 18.3　T2*強調 GRE 法

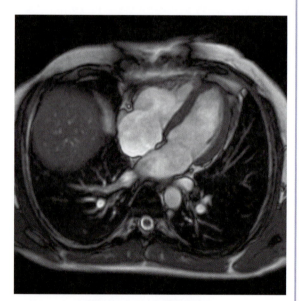

図 18.4　T2*強調 GRE 法（心臓四腔像）
心腔，血管腔が高信号として認められる．

GRE法における画像コントラストは，いくつかの要素で決まる．ひとつは外因性パラメータで（→6章），SE法と同じく，**TR**がT1強調度を左右する．GRE法のTRは，一般にSE法に比べてずっと短い．このため，特に**フリップ角**が大きいと飽和しやすく，したがってT1強調度が強くなる．これを回避するには，フリップ角を90°以下とし，巨視的磁化の縦磁化成分を大きくする．これによって飽和しにくくなり，TRを短縮できる．

GRE法では，TR，フリップ角の双方が，T1強調度，プロトン密度強調度を左右する．**TE**は，巨視的磁化がリフェーズされる前のディフェーズの程度に影響し，T2強調を決定する．TEが長いほど，T2強調が大きくなる．傾斜磁場によるリフェーズはRFパルスよりも磁場不均一に弱いので，SE法よりも$T2^*$の影響が大きくなる．すなわち，GRE法では，TEは$T2^*$強調を決定する．

典型的なパラメータ設定

T1強調像（図18.1, 18.2）

T1効果を最大限にするように，TR，フリップ角を設定する．フリップ角については，巨視的磁化の大部分が横磁化に移動するように，**大きなフリップ角**を設定する．

TRについては，次のRFパルスまでの間に，組織の縦磁化が戻らないようにするため，**短いTR**を設定する．

$T2^*$効果を最小限にするように，TEを設定する．MR信号発生前のディフェーズを最小限とするため，**短いTE**を設定する．

- TR：50 ms 以下（短く）
- フリップ角：60〜120°（大きく）
- TE：5 ms 以下（短く）（表18.1）

表18.1 GRE法のパラメータ設定

	TR	TE	フリップ角
T1強調像	短	短	大
$T2^*$強調像	長	長	小
プロトン密度強調像	長	短	小

$T2^*$強調像（図18.3, 18.4）

TEについては，$T2^*$効果を最大限にするべく，MR信号発生前のディフェーズが大きくなるように**長いTE**を設定する．

フリップ角については，横磁化に移動する巨視的磁化を最小限として，大部分が縦磁化として残るように，**小さなフリップ角**を設定する．

TRは，飽和を防ぐために充分長くする必要があるが，フリップ角が小さいので飽和に影響することなく短縮することができる．

- TR：50 ms 以上（長く）
- フリップ角：5〜20°（小さく）
- TE：15〜25 ms 以下（長く）（表18.1）

プロトン密度強調像

TRとフリップ角は，T1効果が最小限となるように，TEは$T2^*$効果が最小限となるようにそれぞれ設定することにより，プロトン密度強調が得られる．

フリップ角は，巨視的磁化の大部分が縦磁化に残り，飽和効果，T1強調が小さくなるように，小さく設定する．

TRは，飽和効果，T1強調が小さくなるように長く設定する．

TEは，$T2^*$強調効果が小さくなるように短く設定する．

- TR：50 ms 以上（長く）
- フリップ角：5〜20°（小さく）
- TE：5 ms（短く）（表18.1）

臨床応用

GRE法には，さまざまな臨床応用がある．一般に，$T2^*$強調像は水の信号強度を増強する必要がある場合に用いられる．たとえば，心臓（ホワイトブラッド法），脊髄，関節領域などである．T1強調像は，解剖学的構造の多断面再構成が必要とされる場合の3D撮像にしばしば利用される．3D撮像では，スライス枚数に応じて撮像時間が延長するので，2D法よりも時間がかかる（→発展事項6）．そこで撮像時間が短いGRE法を使えば，高空間分解能のT1強調像を撮像することができる（図18.2）．

巻末に，本章の復習問題を掲載．

表18.2 キーポイント

- TR，フリップ角は，巨視的磁化の飽和をコントロールする．
- 飽和が必要なのはT1強調のためだけである．
- TEは$T2^*$強調をコントロールする．
- T1強調GRE法では，飽和が大きくなるようにフリップ角とTRを設定する必要がある．すなわちフリップ角は大きく，TRは短く設定する．さらに，TEは$T2^*$強調を抑制するために短く設定する．
- $T2^*$強調GRE法では，飽和が小さくなるようにフリップ角とTRを設定する必要がある．すなわちフリップ角は小さく，TRは長く設定する．さらにTEは$T2^*$強調を強くするために長く設定する．
- プロトン密度強調GRE法では，飽和が小さくなるようにフリップ角とTRを設定する必要がある．すなわちフリップ角は小さく，TRは長く設定する．さらにTEは$T2^*$強調を抑制するために短く設定する．

19 定常状態

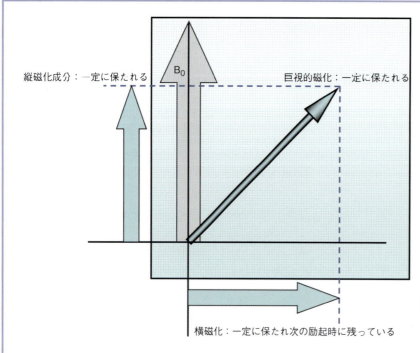

図 19.1 定常状態
TR が非常に短くなると横磁化が減衰する時間がないため，巨視的磁化が TR 間でほとんど変化しない定常状態となる．

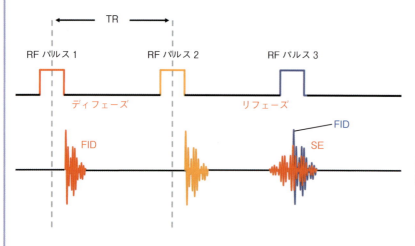

図 19.2 エコーの発生(1)
RF パルス 2：それ自身の FID（黄）をつくるとともに RF パルス 1 の残存横磁化をリフェーズしてスピンエコー（SE，赤）を生成する．RF パルス 3：その FID（青）と SE（赤）が重なっている．

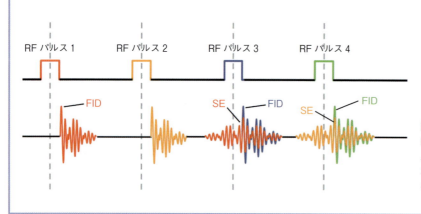

図 19.3 エコーの発生(2)
RF パルス 1，RF パルス 2 による SE（赤），RF パルス 2 と RF パルス 3 による SE（黄）が，それぞれ RF パルス 3 の FID（青），RF パルス 4 の FID（緑）に重なっている．

一般に，**定常状態**(steady state)とは，経時的にシステムが安定な状態を意味する．このためには，一定時間内にシステムに与えられるエネルギーが，その間に失われるエネルギーと等しくなくてはならない．

　MRIの場合，TRごとに各スライスに励起RFパルスの形でエネルギーが与えられる．励起によって加わるエネルギーは，RFパルスの振幅，持続時間によって決まり，これが一定のフリップ角となる(→5章)．失われるエネルギーはTRによって決まり，この間のスピン-格子相互作用によるエネルギーの移動に相当する(→7章)．定常状態を維持するには，励起パルスによって与えられる(フリップ角によって決まる)エネルギーが，緩和に際して放出される(TRによって決まる)エネルギーと概ね等しい必要がある．

　定常状態は，TRがすべての組織のT1，T2，いずれよりも短いときに得られる．GREでは，撮像時間短縮を目的としてTRを短く設定するので，定常状態を利用している．しかし，TRが非常に短くなると，TR時間内に横磁化が減衰する時間がなくなってしまい，巨視的磁化がTR間でほとんど動かず，「定常」化してしまう(図19.1)．横磁化が減衰しないので，その大きさがTRを重ねるにつれて蓄積していくことになる．この**残存横磁化**も，受信コイルが検出するので画像コントラストに影響する．水を多く含むT2値の長い組織は，T2が短い組織よりも残存横磁化が大きいので高信号となる．さらに，コントラストは組織のT1値，T2値にも依存する．T1値，T2値が同程度の組織は，両者が大きく異なる組織よりも高信号となる．したがって，水，脂肪は他の組織より高信号である(表19.1)．

表19.1　定常状態におけるT1値，T2値と信号強度(1T)

組織	T1値(ms)	T2値(ms)	T2/T1	信号強度
水	2500	2500	1	↑
脂肪	200	100	0.5	↑
脳脊髄液	2000	300	0.15	↓
白質	500	200	0.4	↓

定常状態におけるエコーの発生

　定常状態では，横磁化が減衰する時間がないため，TRを繰り返すうちに蓄積していき，これが励起パルスで毎回リフェーズされる．RFパルスの本来の目的は励起にあるが，残存横磁化もリフェーズして，条件が揃えばエコーを発生する．一般にRFパルスはその大きさにかかわらず，スピンをリフェーズしてエコーを生成する作用がある．実際，すべてのRFパルスはフリップ角によらず，励起とリフェーズの作用を合わせもつといえる．SE法の場合，この副次的効果は破壊されるので，励起パルスは励起，リフェーズパルスはリフェーズ，エコー発生だけをそれぞれが担う．しかし定常状態では，この副次的作用は失われることなく，励起パルスのたびに励起(とそれに引き続くFID発生)，および横磁化のリフェーズによるエコー発生が起こっている．もう少し詳しく説明する．

　TRごとに，励起パルスが加えられる．RFパルスがオフになると同時に，緩和によるFIDが発生する(→7章)．次のTRでもう一つRFパルスが加わり，これもFIDを発生するが，同時に先行するRFパルスによる残存横磁化もリフェーズしてSEを発生する．このように各RFパルスは，それ自体のFIDを発生するとともに，先行パルスからの残存横磁化をリフェーズする働きがある．この磁気モーメントがリフェーズされる時間がディフェーズ時間と同程度の場合，3番目の励起パルスに重なって最初の励起パルスからのSEが発生する(図19.2，19.3)．

　この過程がパルス系列全体で繰り返される．つまり，定常状態を利用するGRE法では，最終的なGREとなる2つの信号が存在する．

- FID：磁場不均一によって発生する．特にTEが短いとき，おもにT1強調成分をもつ．
- SE：複数のTR時間の残存横磁化から発生する．特にTEが長いとき，おもにT2強調成分をもつ．

　定常状態を利用するGRE法のほとんどは，このうちどの信号を利用し，どのようなコントラストをつくるかによってに分類される．

　定常状態における最適フリップ角は，非常に短いTRのとき，特定のフリップ角が発生する信号強度によって決定される．**エルンスト角**(Ernst angle)は，一定のTRについて組織から最も強い信号強度が得られるフリップ角である(表19.2)．一般に，TRが短いほど，組織の最大信号強度を得るために必要なフリップ角は小さくなる．しかし，組織間のコントラストを最適とするには，中等度のフリップ角が望ましい．したがって，定常状態ではTRは50 ms以下，フリップ角は30～45°とする必要がある．

表19.2　エルンストの式

- Ernst = $\cos^{-1}(e^{-TR/T1})$
  Ernst：エルンスト角(°)，TR：繰り返し時間(ms)，T1：T1緩和時間(ms)

　一定のT1，TRに対して最大の信号強度を与えるフリップ角を示す．フリップ角がエルンスト角より大きい場合，飽和効果，T1コントラストが増大する．フリップ角がエルンスト角より小さい場合，コントラストはプロトン密度強調となる．

表19.3　キーポイント

- 定常状態は，TRが組織のT1，T2より短い場合に発生し，横磁化が経時的に蓄積していく．
- 残存横磁化はRFパルスによりリフェーズされて，スピンエコーを発生する．
- この結果，画像コントラストは組織のT1，T2，およびFIDあるいはスピンエコー(SE)のいずれを利用するかによって決まる．

20 コヒーレント型(FISP型)GRE法

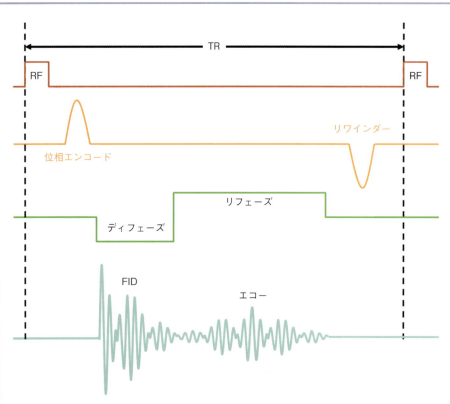

図20.1 コヒーレント型(FISP型)GRE法
リワインダーにより横磁化のコヒーレンスが保たれ，残存横磁化を利用できる．

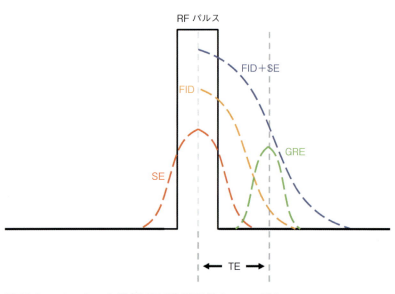

図20.2 コヒーレント型(FISP型)GRE法のエコー発生
FID(黄)によるエコー(緑)に加えて残存横磁化によるスピンエコー(SE，赤)も利用する．

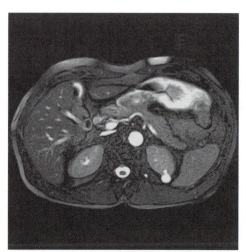

図20.3 コヒーレント型(FISP型)GRE法(腹部横断像)
$T2^*$強調像なので，脳脊髄液や囊胞が高信号となる．

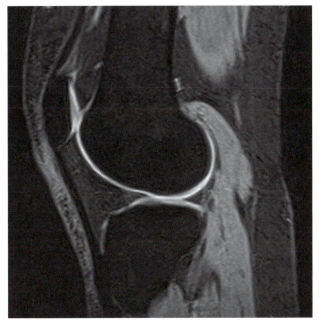

図 20.4 コヒーレント型(FISP型)GRE法(脂肪抑制併用,膝関節矢状断像)
$T2^*$強調像なので関節軟骨が高信号となる.

グラジエントエコー(GRE)法には,次のような種類がある[†].
- インコヒーレント型
- コヒーレント型(FISP型)(表20.1)
- コヒーレント型(PSIF型)
- バランス型

なお,単にGRE法といったときは,コヒーレント型(FISP型)をさすことが多い.

表20.1 コヒーレント型(FISP型)GRE法の名称
フィリップス: FFE
GE: GRASS
シーメンス: FISP

原理

磁気モーメントをリフェーズしてエコーを生成するために,180°パルスではなく傾斜磁場を用いる(図20.1).傾斜磁場はRFパルスより高速にリフェーズできるためTEを短くできるが,磁場不均一は補正できない.

通常,非常に短いTR,中等度のフリップ角を使用し,次の励起パルスの時点で残存横磁化が残存する定常状態となる.残存横磁化は,各励起パルスでリフェーズされ,スピンエコー(SE)となる(→19章).

この方法では,コヒーレンスを維持してFID,SEの双方を利用するために傾斜磁場を使用する.また,位相エンコード傾斜磁場を反転させた**リワインダー**により横磁化のコヒー

[†]訳注:原著ではGRE法を,1)coherent or rewind sequences, 2) incoherent or spoiled sequences, 3) steady-state free precession, 4) balanced gradient echo に分けているが,用語に混乱があるので,ここではあえてこのように書き換えた.各機種における実装については付録3を参照されたい.

レンスが保たれる.このため,FID,SE両者を使った画像を得ることができる(図20.2).

画像コントラストはT1,$T2^*$の影響を受けるが,特にTEが長い場合は$T2^*$の影響が優位となる.これは残存横磁化から発生するSEが,水を豊富に含みコヒーレンスを長く維持するT2値の長い組織を反映しているためである.したがって,このような組織(血液,脳脊髄液,関節液など)は高信号となり,MR血管撮像,MRミエログラフィ,MR関節撮像として利用される.

典型的なパラメータ設定

コヒーレント型(FISP型)GRE法では,定常状態を維持するようなTR,フリップ角の設定が必要である.

TEは$T2^*$強調度を決定し,一般に$T2^*$強調像を得るために以下のような設定とする.

- TR:35 ms(短く)
- フリップ角:30°(定常状態を維持するため中等度に)
- TE:15 ms($T2^*$強調を最大限とする)

臨床応用

コヒーレント型(FISP型)GRE法は,時間分解能の高い$T2^*$強調像(血液,脳脊髄液,関節液が白い)が必要な場合に利用される.

- 息止め$T2^*$強調像(図20.3)
- 関節(図20.4)
- 心臓のシネ撮像
- MR血管撮像(MRA)
- $T2^*$強調ボリューム撮像

この方法の長所・短所を表20.2に示す.このパルス系列は,非定常状態でも利用することができる(→発展事項11).

表20.2 コヒーレント型(FISP型)GRE法の長所・短所	
長所	短所
・非常に高速である	・2D法ではSN比が低い
・フローに敏感,MRAに利用できる	・磁化率効果が大きい
・ボリューム撮像に利用できる	・撮像時の(傾斜磁場による)音が大きい

表20.3 キーポイント
・コヒーレント型(FISP型)GRE法は,短いTR,中等度のフリップ角を設定し,定常状態とする撮像法である.
・位相エンコード傾斜磁場を反転するリワインダーにより,横磁化がリフェーズされ,コヒーレンスが維持される.
・FID,SEの双方を利用し,T1,$T2^*$,プロトン密度強調像を撮像できる.
・通常はTEを長く設定し,$T2^*$強調像として利用する.(パルス系列,オプションの略称→付録3)

21 インコヒーレント型 GRE 法

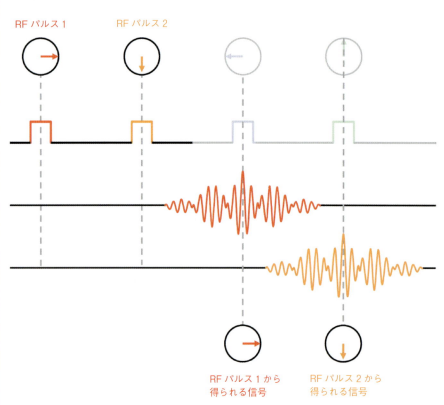

図 21.1　インコヒーレント型 GRE 法

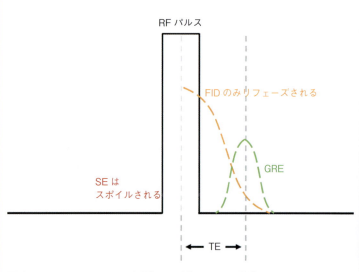

図 21.2　インコヒーレント型 GRE 法のエコー発生
残存横磁化はスポイルされるためスピンエコー（SE）は発生せず，FID によるエコーのみを収集する．

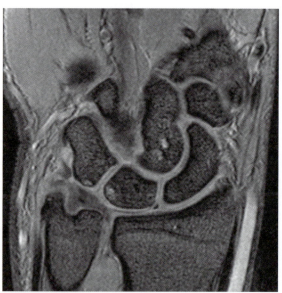

図 21.3　インコヒーレント型 GRE 法
3D 撮像（手関節冠状断像）．

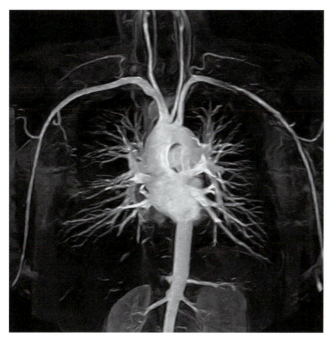

図 21.4　インコヒーレント型 GRE 法
心大血管造影 MRA.

GRE 法には，次のような種類がある．
- インコヒーレント型（表 21.1）
- コヒーレント型（FISP 型）
- コヒーレント型（PSIF 型）
- バランス型

なお，単に GRE 法といったときは，コヒーレント型（FISP型）をさすことが多い．

表 21.1　インコヒーレント型 GRE 法の名称

フィリップス：	T1 FFE
GE：	SPGR
シーメンス：	FLASH

原理

　磁気モーメントをリフェーズしてエコーを生成するために，180°パルスではなく傾斜磁場を用いる（図 21.1）．傾斜磁場は RF パルスより高速にリフェーズできるため TE を短くできるが，磁場不均一は補正できない．

　通常，非常に短い TR，中等度のフリップ角を使用し，次の励起パルスの時点で残存横磁化が残存する定常状態となる．残存横磁化は，各励起パルスでリフェーズされ，SE となる（→ 19 章）．

　ここでは SE を除去し，T2 の長い組織のコントラストを抑制し，T1，プロトン密度をおもに反映するようにする．これを行うのが **RF スポイリング**（RF spoiling）である．

　RF スポイリングは，TR ごとに異なる位相の RF パルスを加えることにより，残存横磁化を破壊する方法である．FID だけが収集され，画像コントラストは T1 強調となる（図 21.2）．

典型的なパラメータ設定

　インコヒーレント型 GRE 法では，定常状態を維持するような TR，フリップ角の設定が必要である．

　TE はできるだけ短くして，$T2^*$ の影響を最小限とし，主として T1 強調像として用いるために，以下のような設定とする．
- TR：35 ms（短く）
- フリップ角：35°（中等度）
- TE：5 ms（$T2^*$ 強調を最小限とする）

臨床応用

　インコヒーレント型 GRE 法は，時間分解能の高い T1 強調像が必要な場合に利用される．
- 3D（ボリューム）撮像．3D 撮像では，スライスごとではなくスラブとして励起し，**スライスエンコード**によりスライスをつくる．スライスエンコードは位相エンコードの一種なので，スライス枚数に応じて撮像時間が延長する（→ 36 章）．このため 3D 撮像は時間が長いので，高速な撮像法が必要となる（→ 発展事項 6）．3D 撮像では，多数枚の薄いスライスを撮像することができ，任意の断面を再構成することができる（図 21.3）．
- 2D 息止め T1 強調像
- ダイナミック造影撮像（図 21.4）

この方法の長所・短所を表 21.2 に示す．

表 21.2　インコヒーレント型 GRE 法の長所・短所

長所	短所
・撮像時間が短い ・ガドリニウム造影に適している ・3D（ボリューム）撮像に適している ・SN 比が高く 3D 解剖画像が得られる	・2D 法では SN 比が低い ・磁化率効果が大きい ・撮像時の（傾斜磁場による）音が大きい

表 21.3　キーポイント

- インコヒーレント型 GRE 法は，短い TR，中等度のフリップ角を設定し，定常状態とする撮像法である．
- RF スポイリングは横磁化を破壊して信号を抑制する．
- FID のみが信号形成にあずかり，T1 強調像が得られる．
（パルス系列，オプションの略称→付録 3）

22 コヒーレント型(PSIF型)GRE法

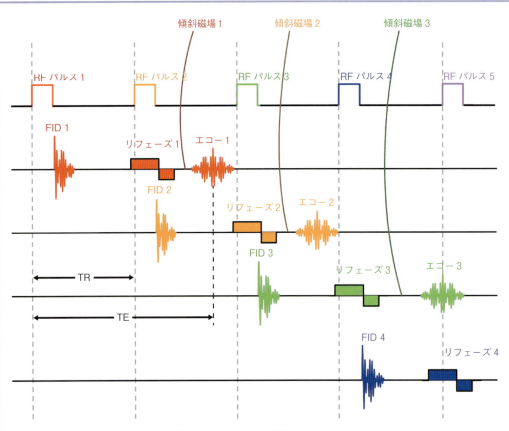

図22.1 コヒーレント型(PSIF型)GRE法のパルス系列
傾斜磁場[*1]を加えることによって，スピンエコー(SE)がRFパルスと重ならないようにずらす．エコー1，2，3が，RF3，RF4，RF5とずれるので，それぞれをスピンエコーとして収集できる．TEはTRより長い．

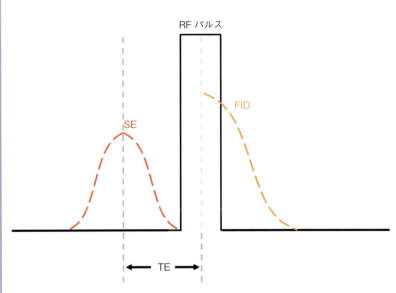

図22.2 コヒーレント型(PSIF型)GRE法のエコー発生
SEがRFと次のRFパルスと重ならず，これだけを収集できる．

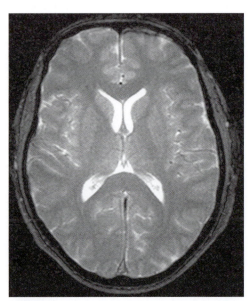

図22.3 コヒーレント型(PSIF型)GRE法(脳横断像)

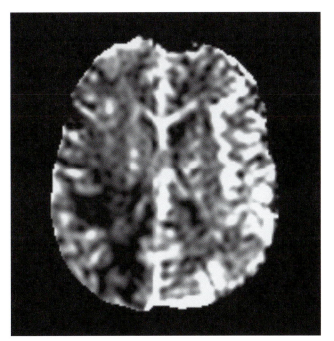

図 22.4 コヒーレント型(PSIF型)GRE法
灌流画像．再発脳腫瘍により左大脳半球の灌流が増加している．

GRE法には，次のような種類がある．
- インコヒーレント型
- コヒーレント型(FISP型)
- コヒーレント型(PSIF型)(表22.1)
- バランス型

なお，単にGRE法といったときは，コヒーレント型(FISP型)をさすことが多い．

表22.1 コヒーレント型(PSIF型)GRE法 の名称

フィリップス：	T2 FFE
GE：	SSFP
シーメンス：	PSIF

一般にGRE法は，TEが充分に長くないので真のT2強調像とはならない．T2強調像を得るには，TEは少なくとも70 ms必要であるが，GRE法ではせいぜい15 msどまりである．そのなかにあってコヒーレント型(PSIF型)GRE法は，短いTRの定常状態を利用しながらもT2緩和を測定しうるだけの長いTEをもつ画像を撮像できる方法である．以下に原理を示す．

原理

磁気モーメントをリフェーズしてエコーを生成するために，180°パルスではなく傾斜磁場を用いる(図22.1)．通常，非常に短いTR，中等度のフリップ角を使用し，次の励起パルスの時点で残存横磁化が残存する定常状態となる．各RFパルスは，先行する励起からの残存横磁化もリフェーズして，スピンエコー(SE)を発生する(→19章)．

†1 訳注：リードアウト傾斜磁場を延長する．
†2 訳注：設定上のTE
　コンソール上から入力する，シーケンスパラメータとしてのTE．原著ではactual TEとされているが特に定まった呼称はない．

磁気モーメントがリフェーズする時間がディフェーズ時間と同程度の場合，最初の励起パルスからのSEが3番目の励起パルスに重なるようになる．コヒーレント型(PSIF型)GRE法ではこれを収集する．しかし，RFの送信，受信を同時に行うことはできないので，タイミングをずらす必要がある．

そこで，傾斜磁場を加えてリフェーズを加速してSEを励起パルスと重ならないようにずらし，SEを収集する．ここから得られる画像は，通常のGRE法よりもT2強調が強い．これは，以下の理由によりTEがTRよりも長いためである．

コヒーレント型(PSIF型)GRE法では，通常2つのTEを考える必要がある．
- **設定上のTE**(actual TE)：SEと次の励起パルスの間隔[†2]
- **実効TE** (effective TE)：SEとその原因となった励起パルスの間隔．これがT2強調度を決定する．両者の関係は，

$$実効TE = (2 \times TR) - 設定上のTE$$

したがって，実効TEはTRよりも長く，本来のT2強調を得るのに充分長いことになる．またこの式から，設定上のTEが短いほど，実効TEは長く，T2強調が強くなることもわかる．

典型的なパラメータ設定
- フリップ角：30～45°
- TR：50 ms以下
- 設定上のTE：7 ms

臨床応用

コヒーレント型(PSIF型)GRE法は，真のT2強調像を高速に撮像するときに利用できるが(図22.3)，FSE法の出現によりこの目的にはあまり利用されなくなった．しかし，実効TEを延長するためのエコーシフト(echo shift)を短いTRと組み合わせる技術は，灌流画像など多くの撮像法に応用されている(図22.4→25章)．

この方法の長所・短所を表22.2に示す．

表22.2 コヒーレント型(PSIF型)GRE法の長所・短所

長所	短所
・撮像時間が短い	・2D法ではSN比が低い
・真のT2強調に近い画像が得られる	・磁化率効果が大きい
・3D(ボリューム)撮像に適している	・画質が不良の場合がある
・SN比が高く3D解剖画像が得られる	

表22.3 キーポイント

- コヒーレント型(PSIF型)GRE法は，短いTR，中等度のフリップ角を設定し，定常状態とする撮像法である．
- RFパルスによってリフェーズされたSEをRFパルスと重ならないように移動して収集する．
- SEを収集するのでT2*ではなくT2強調が得られる．
  (パルス系列，オプションの略称→付録3)

Chapter 23 バランス型 GRE 法

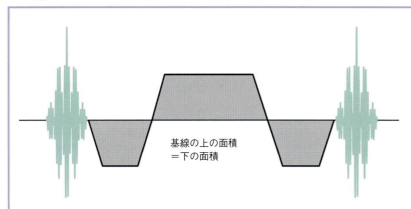

図 23.1 バランス型 GRE 法

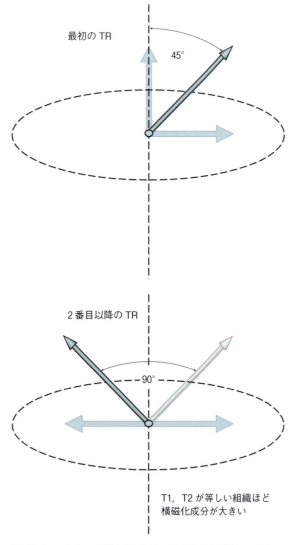

図 23.2 バランス型 GRE 法における交代型 RF パルス

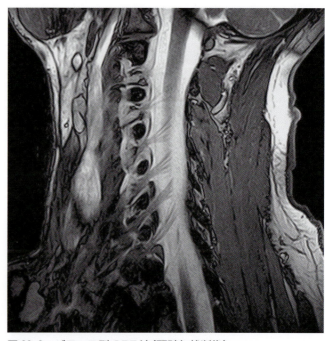

図 23.3 バランス型 GRE 法（頸髄矢状断像）
神経根から末梢神経が描出されている．

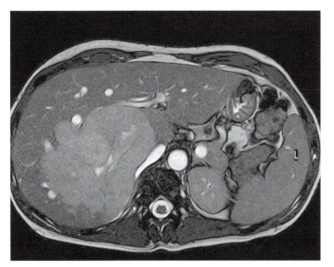

図 23.4　バランス型 GRE 法（腹部横断像）

GRE 法には，次のような種類がある．
- インコヒーレント型
- コヒーレント型（FISP 型）
- コヒーレント型（PSIF 型）
- バランス型（表 23.1）

なお，単に GRE 法といったときは，コヒーレント型（FISP 型）をさすことが多い．

表 23.1　バランス型 GRE 法の名称

フィリップス：	BFFE
GE：	FIESTA
シーメンス：	True FISP

バランス型 GRE 法の目的は，下記の 2 点にある．
- 高信号を示すフローアーチファクトの低減
- GRE 法における SN 比（SNR），CN 比（CNR）の向上

フローアーチファクトの低減には，TR を最小限として，スライス面から流出するスピンを減らすことが重要である（→ 46 章）．SN 比は，フリップ角を大きくすることで改善できる（→ 39 章）．しかし，小さな TR と大きなフリップ角の組み合わせは飽和が大きくなり T1 強調が強くなる．バランス型 GRE 法の目的は，大きなフリップ角（SN 比の向上）と非常に短い TR（フローアーチファクトの低減）を用いながら，同時に飽和を抑制して T2 強調を強くすることにある．これは，以下のような方法で実現される．

†1 訳注：バランス型 GRE
　バランス型は，TR 間で 3 軸いずれについても傾斜磁場の面積の総和がゼロになるという意味．この傾斜磁場はフロー補正傾斜磁場（→ 43 章）として機能するので，血流が高信号となる．さらに画像コントラストは T2/T1 に比例するので，水と脂肪が高信号となる特徴がある．

†2 訳注：バランス形 GRE 法のフリップ角
　バランス形 GRE 法では，撮像開始後，できるだけ速やかに定常状態に導くためさまざまなテクニックが用いられる．最初のフリップ角を 1/2 にする方法（half-alpha）は Siemens 社が採用する方法．このほか直線的，あるいは正弦曲線的に変化させる方法がある．

原理

3 つすべての傾斜磁場に，バランス型傾斜磁場を適用してスピンのコヒーレンスを維持し，信号強度を増強する（図 23.1 → 43 章）[†1]．

大きなフリップ角（たとえば 90°）を用いるが，最初の TR ではその半分とする（45°）[†2]．この RF パルスにより，特定の位相をもつ横磁化がつくられる．

2 回目の TR では励起パルスによって，最初と 180° 位相が異なる横磁化がつくられる．これは，フリップ角 −90° の励起パルスを与えることで実現する（図 23.2）．

2 回目に発生する横磁化は，1 回目のものと位相が異なるのでこれに加算されることなく，したがって飽和は起こらない．

このパターンをパルス系列を通して繰り返す．TR ごとにフリップ角を交互に ＋α°，−α° とすることにより，横磁化の位相が変化する．このため，大きなフリップ角，非常に短い TR の組み合わせにもかかわらず，飽和を回避でき T2* 強調像が得られる．フリップ角が大きいため SN 比は最大化され，TR が短いためスライス面から流出するスピンは減り，フローアーチファクトは最小限に抑えられる．

典型的なパラメータ設定

- フリップ角：90°
- TE：15 ms
- TR：10 ms 以下

臨床応用

この方法は，本来は心臓 MRI のために開発されたものであるが，フローアーチファクトが起こる領域で T2 強調像が必要な場合にも有用である．一般に中枢神経系領域で脳脊髄液のフローアーチファクトを低減する必要がある場合，たとえば内耳道，頸髄などの領域に利用される（図 23.3）．しかし腹部の胆道系，血管系のフローアーチファクト低減にも利用される（図 23.4）．TR が短いため，時間分解能に優れ，3D（ボリューム）撮像にも有用である．

バランス型 GRE 法の長所・短所を表 23.2 に示す．

表 23.2　バランス型 GRE 法の長所・短所

長所	短所
・撮像時間が短い	・2D 法では SN 比が低い
・フローアーチファクトを低減できる	・撮像時の（傾斜磁場による）音が大きい
・SN 比が高く 3D 解剖画像が得られる	

表 23.3　キーポイント

- バランス型 GRE 法は，定常状態を利用して縦磁化を維持し，飽和を防ぐ撮像法である．
- TR ごとに励起パルスの位相を交互に反転する．
- 3 つの傾斜磁場すべてにおいてバランス型傾斜磁場を用いる．

24 超高速撮像法

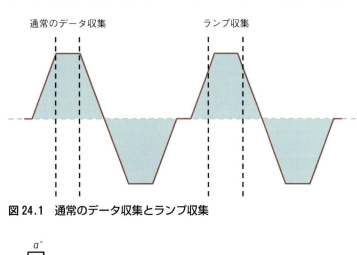

図 24.1 通常のデータ収集とランプ収集

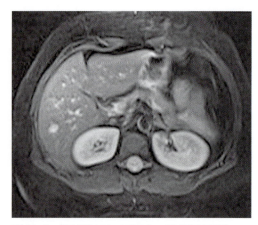

図 24.4 SE 型エコープラナー法(SE-EPI)
腹部横断像.

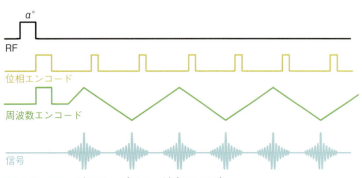

図 24.2 GRE 型エコープラナー法(GE-EPI)

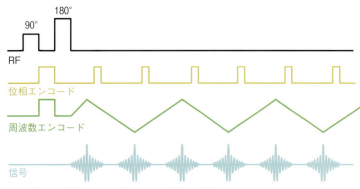

図 24.3 SE 型エコープラナー法(SE-EPI)

高速 GRE 法(ターボ GRE 法)

　非常に高速な撮像法には,コヒーレント型 GRE 法,インコヒーレント型 GRE 法それぞれの高速型,および両者の組み合わせ(ハイブリッド型)がある.以下のような方法で高速化をはかっている.
- 励起 RF パルスの一部のみを使用する.これにより,励起時間を短縮できる.
- エコーの一部のみを収集する(**部分エコー法**)[†1]
- 非対称な傾斜磁場を使用する.通常のバランス型傾斜磁場よりも高速にかけることができる.
- **ランプ収集**(ramp sampling)を利用する(通常は周波数エンコード傾斜磁場が最大振幅の状態でデータを収集するが,その前後の磁場が立ち上がり/立ち下がりつつある状態でもデータを収集する)(図 24.1 → 発展事項 5).
- k 空間を 1 回で(シングルショット),あるいは数回に分けて(マルチショット)で充填する(→ 38 章).

　これらの方法により,TE, TR を非常に短く,TE は 1 ms, TR は 5 ms 程度にまですることができ,1 回の息止めで 3D 画像を撮像することもできる.さらに超高速パルス系列では一般に,その冒頭に組織を予備的に磁化する**先行パルス**を付加して,特定のコントラストを実現している.通常,先行パルスは 180°パルスを使用する.これにより巨視的磁化を反転し,

一定の時間後にパルス系列の本体を開始する．これで特定の臓器，組織の信号を抑制することもできる(MPRAGE法：Magnetization PRepared Gradient Echo はそのひとつ[†2])．

画像コントラストは，最も振幅の小さい位相エンコードを初めに，振幅の大きいステップを後ろにまわすことでコントロールする(セントリックオーダリング，→38章)．これにより，大きな信号を発生してコントラストを左右する中心部の位相エンコードのタイミングに，予備パルスの効果を合わせることができる(→38章)．その後，予備パルスの効果が減衰しているパルス系列の終わりの部分で，強度の小さい信号を収集する．

エコープラナー法

エコープラナー法(echo planar imaging：EPI)は，k空間のすべてのラインを1回のTRの間に充填する(シングルショット single shot：SS)，あるいは複数回のセクションに分割して充填する(マルチショット multi-shot：MS)方法である．このためには，複数のエコーを発生して，それぞれに異なる大きさの位相エンコードを行い，k空間を充填していく．これには，周波数エンコード傾斜磁場，位相エンコード傾斜磁場をともに，急速にオン・オフする必要がある(→37章)．k空間を1回のTRで充填するか，複数に分けるかによって，それぞれSS-EPI(シングルショットEPI)，MS-EPI(マルチショットEPI)とよばれる．これにはさらに，いくつかのタイプがある(表24.1)．

- GE-EPI (GRE型EPI)：励起パルスに可変フリップ角を使い，k空間をEPIで充填する(図24.2)．
- SE-EPI (SE型EPI)：90°-180°パルスの後，k空間をEPIで充填する(図24.3, 24.4)．
- IR-EPI (反転回復型EPI)：180°-90°-180°パルスの後，k空間をEPIで充填する．

表24.1 SS法，MS法の比較

パルス系列	RFパルス	データ収集	撮像時間
FSE(SSまたはMS)	90°-180°パルストレイン	SE	秒〜分単位
SE-EPI(SSまたはMS)	90°-180°	GRE	秒単位あるいは1秒以下
GE-EPI(SSまたはMS)	可変フリップ角	GRE	秒単位あるいは1秒以下
IR-EPI(SSまたはMS)	180°-90°-180°	GRE	秒単位あるいは1秒以下

注：傾斜磁場ではなく180°パルスによってSEを発生するSSあるいはMSは，シングルショットFSEとよばれる(→14章)．

SS-EPI，MS-EPIで使用する傾斜磁場によるリフェーズは，SS-FSE，MS-FSEで使用するRFパルスによるリフェーズよりもずっと高速で，RFエネルギーの蓄積もないが，高速な傾斜磁場装置を必要とする．さらにアーチファクトが混入しやすく，傾斜磁場によるリフェーズでは磁場不均一も補正されない．EPI法は傾斜磁場への負荷が大きいため，装置に高性能が要求される(表24.2)．

表24.2 エコープラナー法の長所・短所

長所	短所
・非常に高速である ・呼吸，心拍のアーチファクトを低減できる ・いずれの強調画像も撮像できる ・機能画像を撮像できる(→26章) ・撮像時間を短縮して位相エンコード方向の分解能を向上できる	・化学シフトアーチファクトが大きい(→42章) ・傾斜磁場の高速オン・オフによる末梢神経刺激が起こりうる ・磁化率アーチファクトが大きい

典型的なパラメータ設定

実効TE(励起パルスとk空間中央部の収集時の間隔)を短く，あるいは長く設定することにより，それぞれプロトン密度強調像，T2強調像を撮像できる．シングルショット法では，励起パルスが1つしかないので，TRは無限大と考えられる．したがって，T1強調像は，冒頭に反転パルスを置くことによってのみ可能となる．

臨床応用

- 拡散強調画像(→25章)
- 灌流画像(→25章)
- ファンクショナルMRI(→26章)
- 心臓シネ撮像
- インターベンショナルMRI
- 息止め撮像

エコープラナー法の長所・短所を表24.2に示した．

表24.3 キーポイント

- 超高速撮像法には，高速(ターボ)GRE法，エコープラナー法などがある．
- 高速(ターボ)GRE法は，ランプ収集，部分エコーなどにより撮像時間を短縮したGRE法である．
- エコープラナー(EPI)法は，k空間を1回あるいは数回に分けて充填しデータを収集する．
- 超高速撮像法は，解剖学的な画像よりも機能的な撮像に多く用いられる．
(パルス系列，オプションの略称→付録3)

[†1] 訳注：部分エコー法(partial echo, fractional echo)
エコーの半分強を収集してk空間を周波数方向に一部のみ充填し，残りは共役対称性を利用して推定する．部分フーリエ法のひとつ(→38章，発展事項5)．

[†2] 訳注：MPRAGE法
先行パルスとして反転パルスを使用したT1強調3D Turbo FLASH (Siemens社)．

25 拡散画像と灌流画像

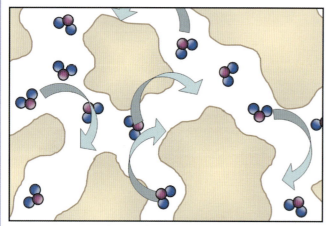

水分子が自由に拡散する状態

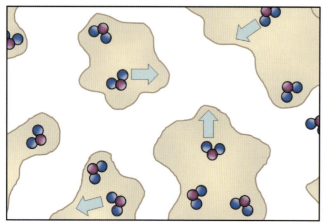

水分子の拡散が制限された状態

図 25.1　自由拡散と制限拡散

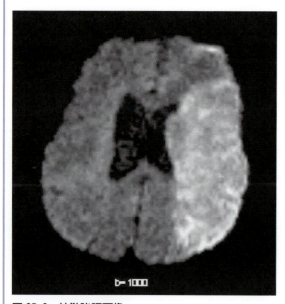

図 25.2　拡散強調画像
左大脳半球の急性期脳梗塞.

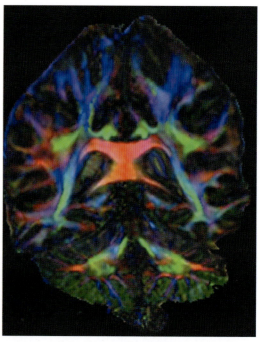

図 25.3　DTI による白質神経線維のマッピング
DTI により左右，前後，上下方向に走る白質線維を
それぞれ赤，緑，青のカラーマップで表示.

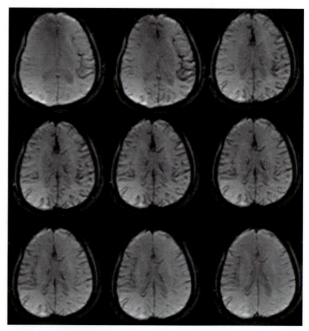

図 25.4　灌流画像
右内頸動脈狭窄，造影剤静注後，左上から右下に1秒ごと
に撮像．血流の多い部分が低信号となるが，右大脳半球の
血流が遅延している．

拡散強調画像

拡散(diffusion)は，ランダムな熱分子運動による分子の動きを表す言葉で，ブラウン運動ともいう．拡散は，靱帯，膜，大分子，あるいは病変などによって制限されることがある．組織における拡散の程度を表すパラメータを**拡散係数**という．実際には，微小循環など他の要因も存在するが，強力な傾斜磁場を加えることによりこのような要素は最小限とすることができる．これらの要因も含めたものを**見かけの拡散係数**(apparent diffusion coefficient：ADC)とよぶ．拡散が自由な組織のADCは大きく，拡散が制限されている組織のADCは小さい(図25.1，表25.1)．

表25.1　おもな組織の拡散係数

	ADC	相対的信号強度(b=1000)
脳脊髄液	2.94	0.05
灰白質	0.76	0.47
白質	0.45	0.63

拡散強調画像(diffusion weighted imaging：DWI)は，強力な傾斜磁場で拡散運動を検出する方法である．通常，SE型のパルス系列で180°パルスの両側に同じ強さの傾斜磁場を配置する(Stejskal-Tanner法)．スピンが移動しなければ，双方の傾斜磁場によってその影響が相殺されるが，スピンが拡散運動によって移動すると位相変化が発生する．このため，拡散運動が大きい(ADCが大きい)正常組織では信号が低い．一方，拡散運動が制限されている(ADCが小さい)組織では高信号となる．信号低下の大きさは，拡散傾斜磁場の大きさ，方向，組織のADCによって異なる(表25.2)．

通常，拡散傾斜磁場をx軸，y軸，z軸の各方向に加えて拡散強調画像を得るが(等方性拡散画像)，1方向だけに加えるとそれに平行な軸索の走向を反映する画像をつくることができる(非等方性拡散画像)．

表25.2　ADCに関連する公式

- $b = \gamma^2 \times G^2 \times \delta^2 \times (\Delta - \delta/3)$
  b：b値(s/mm²)，γ：磁気回転比(MHz/T)，G：傾斜磁場の振幅(mT/m)，δ：傾斜磁場の持続時間(ms)，Δ：2つの傾斜磁場の間隔(ms)
- b値は傾斜磁場の振幅，持続時間，2つの傾斜磁場の間隔で決まる．

拡散傾斜磁場は，拡散強調が得られるだけ充分強力である必要がある．拡散運動に対する感度，すなわち信号強度低下の程度は，傾斜磁場の振幅，持続時間に依存するb値で決まる．b値の単位はs/mm²で，通常は500〜1000 s/mm²程度である．b値を大きくすると拡散強調が強くなり，小さくすれば弱くなる．b値は画像コントラストを左右する外因性パラメータのひとつで，b値が大きいほど内因性パラメータであるADCの違いを強く反映するようになる(→6章)．

臨床応用

拡散強調画像は脳血管障害の診断に広く用いられ，急性期梗塞の領域は拡散が低下するため高信号となる(図25.2)．梗塞の初期には，細胞外液の水が細胞内に流入して腫脹し，拡散が制限される．この変化は発症後，非常に早期から起こり，他の検査法では描出できない段階で梗塞巣の局在，範囲を描出することができる．このほか，拡散強調画像は肝，前立腺，乳腺などの領域でも，良悪性の鑑別，嚢胞性病変と充実性病変の鑑別などに有用である．強力な多方向の傾斜磁場を使うことにより，灰白質よりもADCが低い白質線維のマッピングを行うこともできる．これは**拡散テンソル画像**(diffusion tensor imaging：DTI)といわれるもので(図25.3)，筋肉のように線維をもつ他の構造にも応用可能である．そのような例として骨格筋，左心室があげられる．

灌流画像

灌流(perfusion)は，毛細血管床への血流供給の状態を反映する．通常，組織の血流と代謝は相関しているので，灌流により組織の活動性を知ることもできる．灌流画像では，ガドリニウム造影剤をボーラスに静注し，超高速T2*強調像を撮像する．造影剤が通過する際に，微小血管およびその周囲に一過性のT2*低下をきたす．この信号減衰曲線を解析することにより，血液量(CBV)，平均通過時間(MTT)などを計測することができる．造影後の時間-信号強度曲線を複数のスライスについて求めることにより，脳血液量マップ，平均通過時間マップなどを求めることができる．

臨床応用

灌流画像は通常，虚血，代謝の評価に用いられる．脳梗塞では灌流の遅延や低下が，多くの悪性腫瘍では灌流の増加が認められる(図25.4)．

表25.3　キーポイント

- 拡散強調画像(DWI)は，SE型パルス系列で強力な傾斜磁場を加えることにより，分子の拡散運動を反映する方法である．
- ADCは，組織中の水分子の単位時間あたりの移動量を示す内因性パラメータである．
- b値は，ADCが画像コントラストに及ぼす影響をコントロールする外因性パラメータである．
- 灌流画像は，ガドリニウム造影剤を静注しながら高速撮像を行い，組織の血行動態を画像化する方法である．
- 灌流画像のコントラストは，造影剤が毛細血管床を通過する際の磁化率の変化を反映する．

本章に関連する動画(アニメーション12.1)は，以下のURLからアクセスできる．
http://www.medsi.co.jp/movie/MRIbasic/

26 MR機能画像

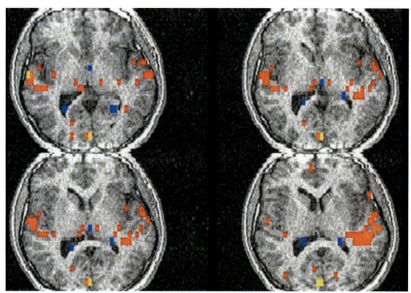

図 26.1 脳の BOLD 画像
赤い部分が活動性の高いところ.

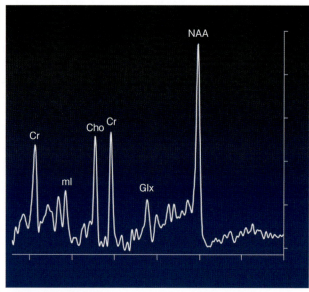

図 26.2 脳の MRS
STEAM 法. 正常例. Cho：コリン, Cr：クレアチン, Glx：グルタミン＋グルタミン酸, mI：ミオイノシトール, NAA：N-アセチルアスパラギン酸.

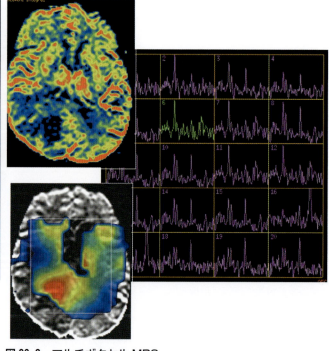

図 26.3 マルチボクセル MRS
右後頭葉の腫瘍. 左上：脳血流量マップ. 病変部の血流は低下している. 左下：MRS によるコリンマップ：病変部のコリンが増加している. 右：左下図の四角で囲った範囲の各ボクセルのスペクトル表示.

MR機能画像は，解剖学構造よりも機能に着目してこれを画像化する一連の撮像法である．

ファンクショナル MRI (fMRI)

fMRI (functional MRI)は，脳の活動時あるいは刺激による賦活時，および安静時に，MRIを撮像する方法である．両者の画像をサブトラクションし，活動している脳皮質の血流増加を捉える．

BOLD法

脳の賦活状態，安静状態における信号強度の差を生み出す最も重要な生理学的効果は，**BOLD現象**(blood oxygenation level dependent)である．BOLDは，オキシヘモグロビンとデオキシヘモグロビンの磁化率効果の差を利用する．

- ヘモグロビン：鉄を含む分子で，鉄に結合して酸素を運搬する．
- オキシヘモグロビン：反磁性物質．鉄の磁気的性質はほとんど隠れている．
- デオキシヘモグロビン：常磁性物質．周囲の磁場不均一を引き起こして，$T2^*$を短縮させる．

安静時には，脳組織の毛細血管中で酸素が消費された後の静脈血には，デオキシヘモグロビンの濃度が高い．しかし，賦活時には代謝が増加し，より多くの酸素が必要とされるので，より多くの酸素が毛細血管から消費される．脳はオキシヘモグロビンの低下に非常に鋭敏であるため，その領域の血流が増加する．この結果，デオキシヘモグロビンの濃度が低下し，その磁化率効果によるディフェーズが減少して信号強度が増加する．このような脳賦活時の血液酸素化による輝度変化が，特定のタスクで特定の脳領域に出現する．たとえば，視覚刺激では視覚野，聴覚刺激では聴覚野，指の運動では運動野が賦活される(図26.1)．迷路を解くなどさらに複雑な思考を伴う課題では，また別の領域が賦活される．

BOLD効果の持続時間は非常に短いので，EPI，高速GRE法など極めて高速な撮像法が必要とされる．通常は，タスクをオン/オフしながら，長いTE(40〜70 ms)，エコーシフト(→22章)を組み合わせて撮像し，「オフ」画像を「オン」画像からサブトラクションし，高度な統計処理を加える．その結果，一定の閾値よりも賦活されている領域をカラーマップとして解剖画像に重ねて表示する．

臨床応用

fMRIは，脳血管障害，てんかん，疼痛性疾患，行動異常などの評価に際して脳機能の検査に使用される．

MRスペクトロスコピー

MRスペクトロスコピー(MR spectroscopy：MRS)は，組織の分子構造，化学構造に応じた周波数スペクトルを表示する方法である(図26.2)．スペクトルの各波形の大きさと位置から，分子内の原子の状態を知ることができる．臨床では通常，水素原子を測定するが，より高度な方法を使えば他のMR対象核種も評価することができる．

STEAM法(stimulated echo acquisition mode)†を使えば，空間的位置情報を得ることができる．一定の範囲について，3つの連続する90°パルスで励起して発生する誘発エコーを，STEAM法により検出する．x方向の傾斜磁場にスライス選択的RFパルスを加えると，y-z平面のスピンが励起される．次いで，スライス選択的90°パルスをy方向の傾斜磁場とともに加えると，スピンはx-z平面に回転する．2番目のスライス選択的90°パルスはx-y平面のスピンを励起する．この2番目のエコーを信号として収集する．この信号は，3平面の交点からの信号である．このエコーをフーリエ変換すれば，3平面の交点におけるスペトルが得られる．

臨床応用

MRSは，組織の代謝評価，腫瘍の性状評価などを目的として，ルーチン検査となっている(図26.3)．

表26.1 キーポイント

- MR機能画像は，解剖学構造よりも機能に着目してこれを画像化する一連の撮像法である．
- fMRIは，BOLD効果を利用して，特定のタスクによる脳機能の賦活された部分の信号変化を捉える方法である．
- MRSは，分子構造，化学構造をスペクトル表示して，組織の代謝を評価する方法である．

---

† 訳注：MRS
MRSには1つのボクセルのみ測定するシングルボクセル法，マトリックスに区切った多数のボクセルを対象とするマルチボクセル法(図26.3)があり，また前者の撮像法としてSTEAM法(90°-90°-90°パルスで励起)，PRESS法(90°-180°-180°パルスで励起)がある．PRESS法はSN比，分解能に優れるが，STEAM法は短いTEを設定できるため，PRESS法では測定できないアミノ酸などを解析できる利点がある．

27 傾斜磁場

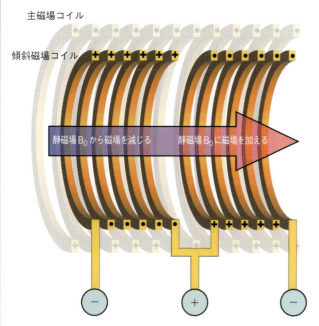

図 27.1 傾斜磁場コイル
コイル左半と右半では傾斜磁場の極性が逆転しており、左半は主磁場を減弱、右半は増加する方向に磁場が加わる.

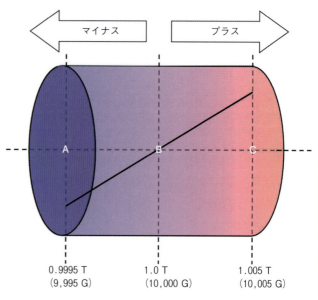

図 27.2 傾斜磁場による磁場強度の変化
ラーモア周波数は、ボア内左半では中心周波数よりも低く、右半では高くなる.

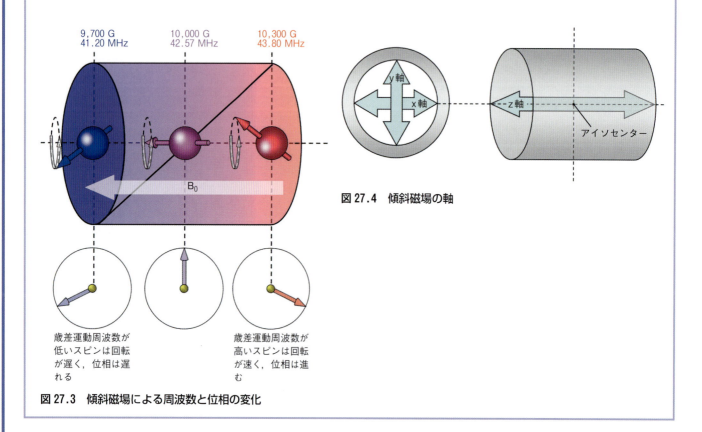

図 27.3 傾斜磁場による周波数と位相の変化

図 27.4 傾斜磁場の軸

傾斜磁場(gradient)は，電線をコイル状に巻いたもので，ここに電流を流すことによって，磁場強度を所定の状態に変化させ，制御することができる．傾斜磁場は，静磁場に対して線形に磁場を加えたり減じたりするので，一定の位置での磁場強度を計算することができる(図27.1)．傾斜磁場をオンにすると，次のような現象が起こる．

アイソセンター(magnetic isocenter 磁場の中心部)では，傾斜磁場がオンになっても磁場は変化しない．アイソセンターから離れたところでは，位置に応じて磁場強度が増加あるいは減少する．この増減量はアイソセンターからの距離に比例する(図27.2)．

傾斜磁場の傾き(磁場勾配)は，その長さ方向の磁場の変化率である．傾斜磁場の強さ(傾き)は，傾斜磁場コイルにどれだけの電流を流すかによって決まる．大きな電流を流せばより急峻な傾斜磁場となり，一定の位置でより大きな磁場強度となる．電流が小さければ，その逆である．

傾斜磁場の極性によって，アイソセンターに比べてコイルのどちら側の磁場が強くなるか(プラス側)，弱くなるか(マイナス側)が決まる．極性は傾斜磁場コイルに流す電流の向きで決まる．コイルは円形なので，電流は時計回りあるいは反時計回りに流れる．

傾斜磁場の最大振幅によって，最大の空間分解能が決まる．したがって，少なくともひとつの(場合によっては3つすべての)傾斜磁場を急峻にすることにより，ボクセルを小さくすることができる．

傾斜磁場の性能は，**立ち上がり時間**(rise time)あるいは**スルーレート**(slew rate)で表示する．この数値が，システムの最大撮像速度を決定することになる(→53章)．したがって，高速MRIでは高スルーレートが必要である．

傾斜磁場の働き

磁気モーメントの歳差運動周波数は，それが置かれた静磁場強度に比例し，ラーモアの式で示される(→4章)．したがって，傾斜磁場を使えば体の場所によって，この周波数を変えることができる．また歳差運動の位相も傾斜磁場によって変化し，周波数の高いところでは位相が進み，低いところでは位相が遅れるようになる．

つまり，傾斜磁場をオンにすることにより，
- 体内の磁場強度が線形に変化する．
- 体内の磁気モーメントの歳差運動周波数が線形に変化する(表27.1)．
- 体内の磁気モーメントの位相が線形に変化する(図27.3)．

このような特徴を使って，MR信号を3軸方向それぞれに**エンコード**することができる．このためには，ボア内に直交する3方向の傾斜磁場が必要である．
- z軸傾斜磁場：頭尾方向
- y軸傾斜磁場：前後方向
- x軸傾斜磁場：左右方向
- 磁気的アイソセンター：3つの傾斜磁場の中心点．ここの磁場は変化しない(図27.4)．

傾斜磁場は3つしかないが，パルス系列中ではさまざまな役割を果たす．たとえば，GRE法では，スピンをリフェーズしてGREを発生する(→17章)．**空間エンコード**(spatial encoding)は，信号発生源の位置を3次元空間内で決定することで，これには異なる3種類の機能が必要である．通常，3つの各傾斜磁場がそれぞれの役割を担う．どの傾斜磁場がこれを担うかは，撮像方向，およびオペレータが周波数エンコードあるいは位相エンコードをどのように選択するかによって決まる．
- スライス選択：スライス面を決定する．
- 位相エンコード：短軸方向の位置を決定する．
- 周波数エンコード：長軸方向の位置を決定する(表27.2)．

巻末に，本章の復習問題を掲載．

表27.2 撮像方向と傾斜磁場の関係

	スライス選択	位相エンコード	周波数エンコード
矢状断	x	y	z
横断(体部)	z	y	x
横断(頭部)	z	x	y
冠状断	y	x	z

(xは左右方向の傾斜磁場)

表27.3 キーポイント

- 傾斜磁場コイルは導電体なのでここに電流を流すと，その軸方向に線形の磁場変化を生ずる．
- コイルに流れる電流の大きさが，傾斜磁場の振幅の強さ(傾き)を決定する．
- コイルに流れる電流の向きが，傾斜磁場の極性を決定する．
- 傾斜磁場をオンにすると，静磁場に線形の磁場変化が加わり，磁気モーメントの歳差運動周波数，位相が変化する．
- 傾斜磁場の強さにより，空間分解能が決まる．

表27.1 傾斜磁場による周波数の変化

傾斜磁場内の位置	磁場強度(ガウス)	ラーモア周波数(MHz)
アイソセンター	10000	42.5700
マイナス方向1cm	9999	42.5657
マイナス方向2cm	9998	42.5614
プラス方向1cm	10001	42.5742
プラス方向2cm	10002	42.5785
マイナス方向10cm	9990	42.5274

28 スライス選択

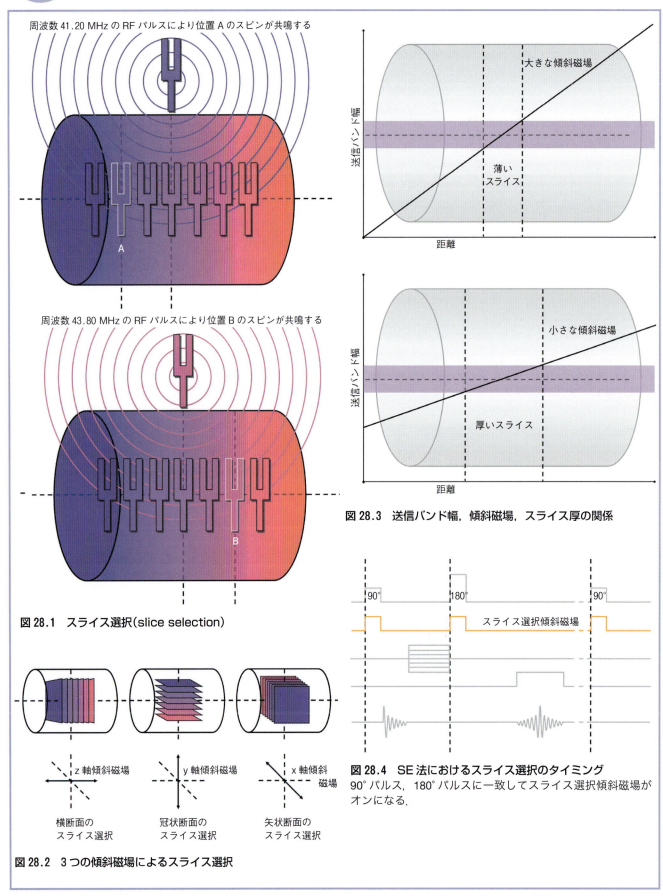

図 28.1 スライス選択(slice selection)

図 28.2 3つの傾斜磁場によるスライス選択

図 28.3 送信バンド幅，傾斜磁場，スライス厚の関係

図 28.4 SE法におけるスライス選択のタイミング
90°パルス，180°パルスに一致してスライス選択傾斜磁場がオンになる．

原理

傾斜磁場をオンにすると，装置内の磁場強度が線形に変化するので，特定のスライス位置における磁気モーメントは，それぞれ固有の歳差運動周波数をもつことになる（→27章）．したがって，この固有の周波数のRFパルスを送信すれば，そのスライスを選択的に励起することができる．

例：静磁場強度1Tの場合，傾斜磁場によってスライスA，スライスBの歳差運動周波数には，2.6 MHzの差が生まれる（図28.1）．

- スライスA，スライスBの間の歳差運動周波数は2.6 MHzである．
- 周波数41.20 MHzのRFパルスを加えると，スライスAのスピンが励起される．
- このとき，スライスB，その他のスライスは，傾斜磁場による周波数が異なるので励起されない．
- スライスBを励起するには，周波数43.80 MzのRFパルスを加える必要がある．このときスライスAのスピンは共鳴周波数が異なるので励起されない．

選択されるスライスは，どの傾斜磁場を使用するかによって決まる．超電導MRIでは，以下のようになるのが一般的である（オープンMRIではz軸，y軸が入れ替わっており，メーカーによってはx軸，y軸も入れ替わっている場合がある）．

- z軸傾斜磁場：頭尾方向の周波数を変化させ，横断スライスを選択する．
- y軸傾斜磁場：背腹方向の周波数を変化させ，冠状断スライスを選択する．
- x軸傾斜磁場：左右方向の周波数を変化させ，矢状断スライスを選択する（図28.2）．
- これらの組み合わせにより，斜位断を選択できる．

スライス厚

厚味のあるスライスを励起するには，その幅に対応する一定の周波数幅をもつRFパルスが必要である．これをRF波の**送信バンド幅**（transmit bandwidth）という．

スライス厚は，傾斜磁場の傾きと，送信バンド幅によって決まり，またこれは面内空間分解能，SN比にも影響する（→39章，41章，発展事項6）．

- 強い傾斜磁場，狭い送信バンド幅を使うと薄いスライスが得られ，空間分解能は向上する．
- 弱い傾斜磁場，広い送信バンド幅を使うと厚いスライスが得られ，空間分解能は低下する（図28.3）．

スライスは，スライス中心に一致する中心周波数と，スライス厚に応じた送信バンド幅，傾斜磁場によって励起される．隣接するスライスの距離をスライス間隔（gap, skip）という．スライス間隔がスライス厚に対して小さすぎると，**クロストーク**（cross-talk）というアーチファクトが発生する．これは，RF波で励起されるスライスが正確な矩形ではなく，両側に裾野（サイドローブ side lobe）があることによるもので，スライス間隔が小さいとこれが重なりあって発生する．これによりスライスの一部が過剰のRFパルスを受け，アーチファクトとなる（→45章）．

スライス選択傾斜磁場は，励起パルス送信中は常にプラス方向にオンになっている．SE法では180°パルスのところでも，そのスライスだけが選択的にリフェーズされるようにスライス選択傾斜磁場がオンとなる（図28.4）．必ずしも表示されていないこともあるが，各スライス選択傾斜磁場の前後にはこれを相殺する傾斜磁場が置かれている．これは，スライス選択に際して，傾斜磁場によって付随的に発生する無用な位相変化を除去するためである．

巻末に，本章の復習問題を掲載．

表28.1 キーポイント

- スライス選択は，励起RFパルスと同時に傾斜磁場を加えることによって行われる．
- スライス選択傾斜磁場は，磁場強度を変化させ，これにより歳差運動周波数を変化させる．
- 特定のスライスに応じた特定の周波数の励起RFパルスをかけることによりスライスが選択される．
- 励起RFパルスの周波数は，各スライスの中心周波数の両側に一定の幅をもつ．
- スライス厚を薄くするには，傾斜磁場を大きくするか，送信バンド幅を小さくする．
- スライス厚を厚くするには，傾斜磁場を小さくするか，送信バンド幅を大きくする．

29 位相エンコード

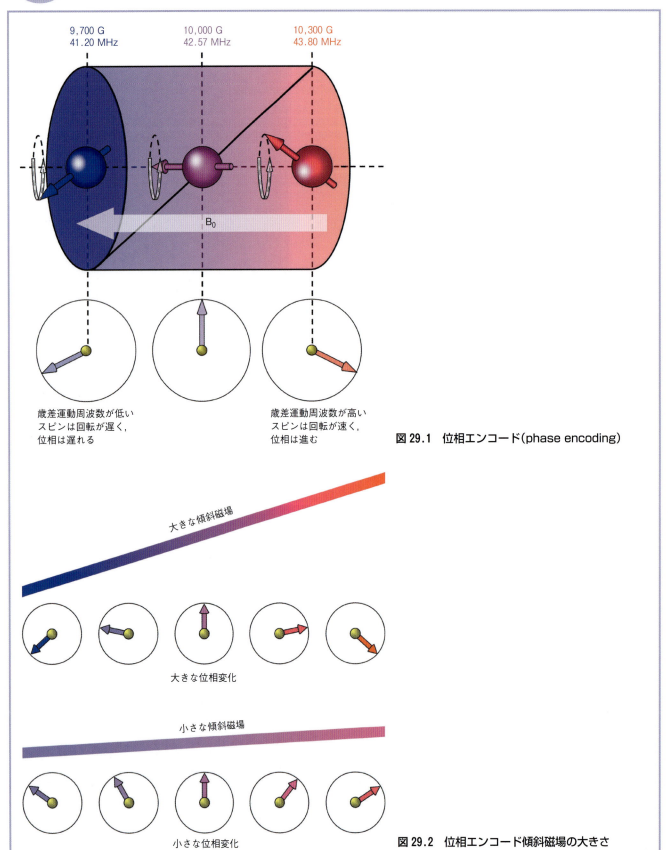

図 29.1　位相エンコード（phase encoding）

図 29.2　位相エンコード傾斜磁場の大きさ

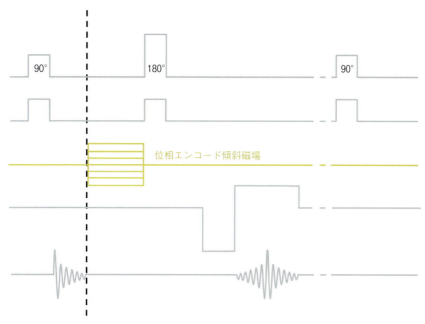

図29.3　SE法における位相エンコードのタイミング

スライスが選択され，スライス選択傾斜磁場がオフになった後，励起されたスライス内のスピンは再びすべて等しく静磁場強度に置かれるので，その歳差運動周波数は位置によらず一定の値となる．したがって，スライス内のスピンが2次元的な位置情報を得るには，さらに傾斜磁場が必要である．すなわち，傾斜磁場をオンにすることにより，スピンの歳差運動周波数をその物理的位置によって変化させる必要がある．

原理

傾斜磁場によって，スピンの位相が変化する．磁気モーメントの位相は，その歳差運動における回転運動の特定の位置を意味し（→4章），時計の針の位置と同じように考えることができる．

傾斜磁場がオンになったとき，静磁場強度よりも強い傾斜磁場を経験するスピンは，傾斜磁場がないときに比べて位相が進む．これは歳差運動周波数が高いために時計の針が速く回るためである．静磁場強度よりも低い傾斜磁場を経験するスピンは，位相が遅れる．

したがって，1軸方向に傾斜磁場を加えることにより，その方向に**位相シフト**（phase shift）を起こすことができる（図29.1）．位相シフトの大きさは，アイソセンターからの距離と，傾斜磁場の大きさによって決まる．

位相エンコード傾斜磁場がオフになると，スピンの回転周波数は静磁場強度のラーモア周波数に戻るが，その位相シフトは残存している．つまり時計の針の位置がずれた状態で，どの針も同じ速度で回転している．この位相シフトの大きさを，その軸上におけるスピン（信号）の位置情報として使うことができる．

位相エンコード傾斜磁場の大きさが，位相シフトの大きさを決める．すなわち傾斜磁場が大きいほど，2点間の位相シフトは大きくなり（図29.2），**空間分解能**が大きくなる（→41章）．

大部分のパルス系列では，励起パルスがオフになった後に位相エンコード傾斜磁場がオンとなる．標準的な撮像法では，その大きさと極性は，各位相エンコードステップごとに変化する（→32章，図29.3）．位相エンコード傾斜磁場の大きさを変えてかける回数が，位相方向のマトリックス数となる（→35章）．

通常，位相エンコード傾斜磁場は解剖学的な短軸方向に適用するが，長軸方向に用いることもある（→発展事項2）．スライス選択傾斜磁場，周波数エンコード傾斜磁場と異なり，位相エンコード傾斜磁場の後には，これを相殺する傾斜磁場を置かない．これは，位置情報を知るためには傾斜磁場によってつくられた位相の変化が残存していることが必要だからである（→36章）．

巻末に，本章の復習問題を掲載．

表29.1　キーポイント

- 各スライスは，2次元の1軸方向（通常は短軸方向）について，傾斜磁場によって位相エンコードされる．
- 位相エンコード傾斜磁場は，磁場強度を変化させることにより，その軸上のスピンの歳差運動周波数，位相を変化させる（位相シフト）．
- 位相シフトを起こした後，位相エンコード傾斜磁場はオフとなり，スピンは再び静磁場強度のラーモア周波数で回転するが，位相シフトは残る．
- 傾斜磁場の軸方向に沿って，各スピンの位相は少しずつ異なる．
- パルス系列中，位相エンコード傾斜磁場の大きさは毎回異なる．これからその方向の位置を知ることができる．
- 異なる位相エンコード傾斜磁場の数が位相方向のマトリックス数となり，最大傾斜磁場の大きさが位相方向の空間分解能を決定する．

30 周波数エンコード

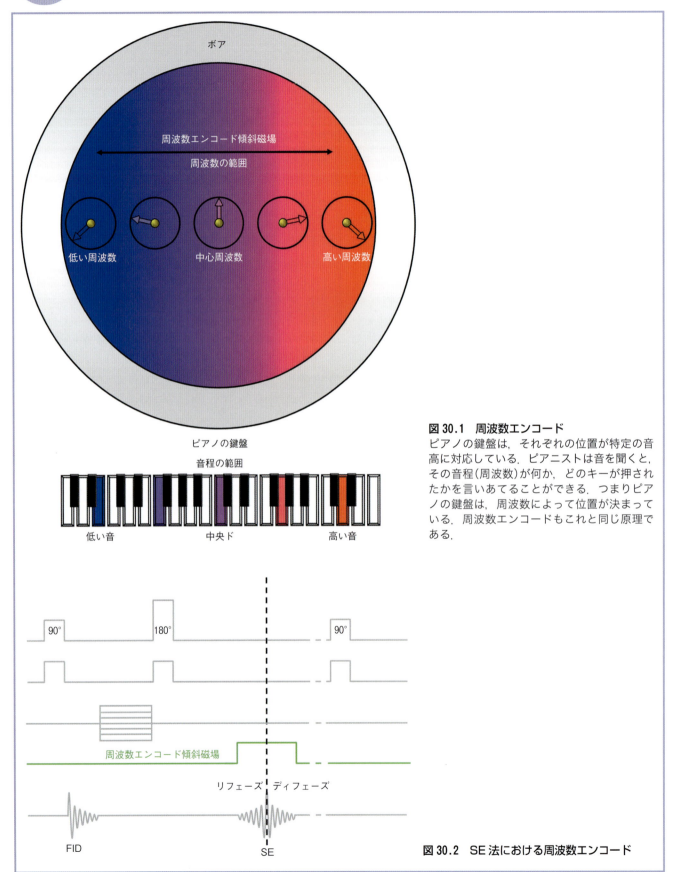

図 30.1 周波数エンコード
ピアノの鍵盤は，それぞれの位置が特定の音高に対応している．ピアニストは音を聞くと，その音程（周波数）が何か，どのキーが押されたかを言いあてることができる．つまりピアノの鍵盤は，周波数によって位置が決まっている．周波数エンコードもこれと同じ原理である．

図 30.2 SE 法における周波数エンコード

スライスが選択され，スライス選択傾斜磁場がオフになった後，励起されたスライス内のスピンは再び静磁場に等しい磁場強度に置かれる．したがって，スライス内のスピンの歳差運動周波数は，その位置によらず静磁場のラーモア周波数に一致している．したがって，スライス内のスピンが2次元的な位置情報を得るには，さらに傾斜磁場が必要である．すなわち，傾斜磁場をオンにすることにより，スピンの歳差運動周波数をその物理的位置によって変化させる必要がある．

原理

通常，スライス断面の長軸方向の傾斜磁場が，この方向の位置情報を得る周波数エンコードとして利用されるが，短軸と入れ替えることも可能である(→発展事項2)．傾斜磁場による周波数の変化を，位置情報として利用する．この**周波数シフト**(frequency shift)は，次のように動作する．

- 通常より強い磁場に置かれた磁気モーメントは，回転速度が増加し，歳差運動周波数が上昇する(ピアノ鍵盤の高い音程に相当する)．
- 通常より低い磁場に置かれた磁気モーメントは，回転速度が減少し，歳差運動周波数が減少する(ピアノ鍵盤の低い音程に相当する)(図30.1)．

これは**周波数エンコード**(frequency encoding)といわれる方法で，スピンの位置に応じて周波数が変化する．

周波数エンコードによって，システムはその軸上で信号が発生した位置と，その大きさを知ることができる．TRごとにこれを繰り返し，k空間の横軸上にこの大きさを充填していく(→31章)．これをフーリエ変換によって，FOV(field of view 撮像視野)の周波数方向の振幅情報とし，ピクセルごとの輝度情報が得られる．

周波数エンコードにより，MRIのエコーには数百の異なる周波数が含まれている．各周波数の振幅は，さまざまな内因性，外因性パラメータによって異なっている(→6章)．ピアノの鍵盤に例えると，これが電磁波(RF波)ではなく音波だと考えれば，ピアノのキーをたくさん同時に押した状態といえる．電磁波の振幅は，各キーの音の強さである．フーリエ変換はこの和音を聞いて，どのキーが押され，それぞれがどの程度強く押されたかを数学的に知る手順といえる．

周波数エンコード傾斜磁場は，エコーと同時にオンとなる．このときにMR信号の**データ収集(リードアウト)**が行われるので，リードアウト傾斜磁場とよばれることもある．リードアウト傾斜磁場は，エコーの中心に合わせ，通常はプラス方向に加えられる(→32章，図30.2)．必ずしも表示されていないこともあるが，各周波数エンコード傾斜磁場の前後にはこれを相殺する傾斜磁場が置かれている．これは，傾斜磁場によって付随的に発生する無用な位相変化を除去するためである．通常，周波数エンコード傾斜磁場の前に，マイナス方向に加えられる．

周波数エンコード傾斜磁場の大きさは，その方向のFOVの大きさ，すなわち空間分解能を決定する(→41章)．通常は解剖学的な長軸方向に合わせるが，短軸方向に入れ替えることも可能である(→発展事項2)．

知ってましたか？

傾斜磁場をオン/オフできる最短時間は，MRI装置によって異なる．これは，傾斜磁場の構造，アンプやスイッチング機構によって決まる．同じ装置であれば，大きな傾斜磁場は，小さなものに比べて立ち上がるのに時間がかかり，それまでの間，MR信号を収集することはできない．薄いスライス厚，大きな位相マトリックス，小さなFOVなどを設定するには，いずれも大きな傾斜磁場が必要となる．この結果，MR信号を収集するまでの最短TEが延長することになる．

巻末に，本章の復習問題を掲載．

表30.1 キーポイント

- 各スライスは，2次元の1軸方向(通常は長軸方向)について傾斜磁場によって周波数エンコードされる．
- 周波数エンコード傾斜磁場は，磁場強度を変化させることにより，その軸上のスピンの歳差運動周波数，位相を変化させる．
- 周波数の変化を知ることにより，その軸上の位置を知ることができる．
- 周波数エンコード傾斜磁場の大きさは，その方向のFOVを決定する．FOVが小さいほど，大きな周波数エンコード傾斜磁場が必要となる．

31 k空間とは？

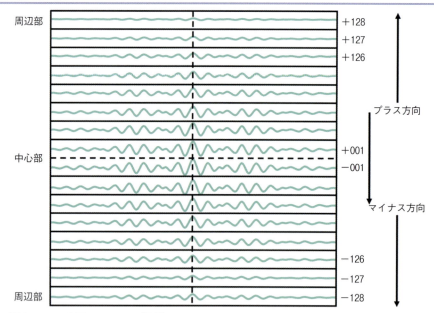

図 31.1　k 空間のラインと順番

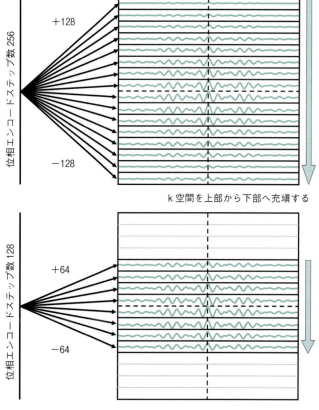

図 31.2　k 空間と位相マトリックス

空間エンコードによって，画像の1軸方向に沿って位相シフトが（→29章），もう1軸に沿って周波数シフトが（→30章）行われる．この結果，MRI装置は個々のスピンを，受信コイルを通過する信号の周波数（一定時間に何回コイルを通過するか）と位相（信号が円周上のどの位置にあるか）によって識別することができるようになる．しかし，この情報を画像に変換するには，まず信号をAD変換（アナログ－デジタル変換）によってデジタル化し，アレイプロセッサ上のk空間（k space）といわれるところに格納する必要がある．

　画像は，その範囲である**撮像視野**（field of view：FOV）で定義される（→41章）．FOVは正方形の場合，長方形の場合があり，いずれも**ピクセル**（pixel 画素）の集合体である．各ピクセルは2次元の格子，すなわち画像マトリックスに配列されており，そのおのおのに信号強度が割り振られる．さらにスライス厚を考慮すれば，3次元的な**ボクセル**（voxel 立体画素）と考えることができる．

　FOV中のピクセル数は，周波数エンコードのデータ収集数，位相エンコードのステップ数によって決まる．各ピクセルは，特定の周波数シフト，位相シフトと，信号強度に応じた輝度が割り当てられる．これを行うのが**高速フーリエ変換**（fast Fourier transform：FFT）という数学的操作である．MR信号の生データは，時間軸に対する信号強度の分布としてプロットされる．すなわち一定時間における振幅のグラフとして得られる．FFTは，これを周波数軸に対する信号強度の分布に変換する．これによって，マトリックス中の各ピクセルについて，その解剖学的位置に応じた信号強度を割り当てることができ，すなわち画像を得ることができる（→29章）．

　しかし，FFTを行う前に，各データはk空間上に格納される必要がある．k空間は空間周波数領域であり，信号の周波数と，それが患者の体のどこから発生したかという情報を格納している．空間周波数は，単位距離あたりの位相変化量と定義され，その単位は**ラジアン/cm**である．k空間はそのままでは画像に対応しない．たとえば，k空間の上部が画像の上部に対応するものではない．撮像が終わるまで，計測データはk空間上に保持されている．

　k空間は各スライスごとに存在する．たとえば，20スライスを撮像した場合，アレイプロセッサ上には20個のk空間が存在する．

　k空間が長方形の場合，2本の軸がある．
- k空間の**周波数軸**は水平方向で，その中点で位相軸と直交している．
- k空間の**位相軸**は垂直方向で，周波数軸に直交する．

　k空間は一連の水平線（**ライン**）からなり，位相エンコード数に対応する番号がついている（＝位相マトリックス数）．それぞれのラインには一連の**データポイント**があり，その数は周波数エンコードの数に一致する（＝周波数マトリックス数）．MR信号（エコー）を収集するたびに，収集したデータがk空間のライン上のデータポイントに格納されていく．
- k空間の中心部のラインを中心kライン（central lines），k空間の周辺部のラインは周辺kライン（peripheral lines）という．
- k空間の上半分はプラス領域，下半分はマイナス領域である．

　位相エンコード傾斜磁場の極性に応じて，k空間のプラス側，マイナス側に充填されていく．すなわち，位相エンコード傾斜磁場がプラス側のときは，k空間の上半分のラインが充填され，傾斜磁場がマイナス側のときは，下半分が充填される（→37章）．

　各ラインは，k空間の中心部から周辺部に向けて番号が振られており，上半分はプラス，下半分はマイナスの数字となる．中央のラインは，位相マトリックス数にかかわらず必ず充填される．たとえば，位相マトリックスが128の場合，＋128から0が充填されるのではなく，＋64から－64が充填される（図31.1，31.2）．

　重要な点は，k空間の上下方向の中央部にライン0が存在することである．このラインは，位相エンコード傾斜磁場をかけない状態で充填される．たとえば位相マトリックス数256の場合，まずk空間上半のライン128本が充填され，次いで0のライン，その後下半の127本が充填されて計256本となる．この過程を通常（＋128，0，－127）のように記載する．同様にマトリックス数が128なら，（＋64，0，－63）となる．

　k空間のラインは通常，線形に充填される．つまり上から下，あるいは下から上に順に充填されていく．下から充填していく場合，上記の記載では（－128，0，＋127）となる[†]．

　巻末に，本章の復習問題を掲載．

表31.1　キーポイント

- k空間は，各スライス内における信号の位置情報を格納している．
- 経時的に収集されたMR信号がデータポイントとしてk空間に格納され，これがFFTによって輝度データに変換される．
- すべてのデータポイントが，画像全体の情報を含んでいる．

[†] 訳注：本文の説明では，（＋128，0，－127）のように位相エンコード傾斜磁場をかけない状態でデータを収集するライン0が存在するとしているが，図31.1，図31.2では（＋128，＋1，－1，－128）のようにライン0が存在せず矛盾がある．実際には装置メーカーによって実装が異なり，いずれもありうる．

32 k 空間の充塡法

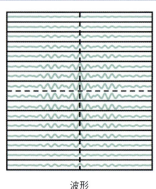
波形

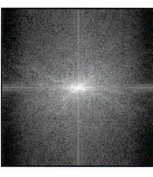
実際のデータ

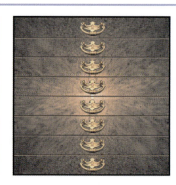
引き出し

図 32.1 「たんすの引き出し」としての k 空間
k 空間は波形から得られるデータ（靴下）を納める空間（たんす）である．

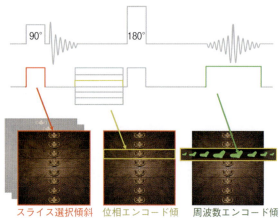

スライス選択傾斜磁場がどのたんすを使うかを選ぶ

位相エンコード傾斜磁場がどの引き出しを開くかを選ぶ

周波数エンコード傾斜磁場が靴下を引き出しのどこにしまうかを選ぶ

図 32.2 SE における k 空間の充塡法

行：擬似周波数（→35章）は同じ，周波数が異なる
列：周波数は同じ，擬似周波数（→35章）が異なる

データポイント

図 32.3 k 空間上のデータポイント

k空間をどのように充填するかは，パルス系列によって決まる．パルス系列は，一連のRFパルス，傾斜磁場，これを隔てる時間間隔からなるが，k空間の充填法を決めるのは，おもに傾斜磁場である(→37章)．

- **スライス選択傾斜磁場**は，撮像するスライスを選択する．各スライスに対応して1つのk空間が存在するので，スライス選択傾斜磁場は充填すべきk空間を選択することになる．
- **位相エンコード傾斜磁場**は2番目にかかる傾斜磁場で，その大きさと極性によって，k空間のどのラインを充填するかを決定する．極性は，k空間の上半分か下半分かを選択し(→31章)，その大きさはk空間の中心部からどのくらい離れたラインを充填するかを決定する．
- **周波数エンコード傾斜磁場**は，MR信号(エコー)収集時にオンとなり，これがデータポイントとしてk空間の各ライン上に格納される(→34章)．

知ってましたか？

k空間はたんすの引き出しに例えることができる．たんすが水平な引き出しに靴下などを納めるように，k空間は水平なラインにデータポイントを格納している(図32.1)．したがって，各k空間，各スライスは，それぞれ異なるたんすと考えられる．

部屋を取り囲むように30のたんすがあり，それぞれのたんすには，256の引き出しがあるとする．ここで200万足の靴下を，この30のたんすに納めることを考える．やるべき仕事は，各たんすの各引き出しにそれぞれ256足の靴下をしまうことである．これは大変な大仕事なので，能率的に行うには，各引き出しに一定の方法で要領よく納めていく必要がある．どうしたらよいだろうか？ これはコンピュータが，256×256マトリックスからなる30スライスの画像を構成する約200万個のデータポイントを，30の異なるk空間に格納していく状況と同じである．コンピュータはパルス系列を使ってこれを能率よく行うことができる．これを決めるのは傾斜磁場である(→37章)．

- **スライス選択傾斜磁場**：どのたんすに納めるかを決める(1～30)．
- **位相エンコード傾斜磁場**：どの引き出しを開けるかを決める(1～256)．
- **周波数エンコード傾斜磁場**：256足の靴下を引き出しの端から端へ並べていく(図32.2)．

このことから，各傾斜磁場をこの順番で加える必要があることがわかる．つまり，まず目的とするたんすの所に歩いて行き，引き出しを開け，靴下を納めるのである．繰り返すが，ここでは靴下が各データポイント，たんすがスライスに相当する．

1つの引き出しが一杯になったら，別のたんすの同じ段の引き出しに靴下を入れていく．このためには，スライス選択傾斜磁場をオンにして別のスライスを励起し，別のたんすの前に歩いていくことになる．次いで，位相エンコード傾斜磁場がオンとなり，その極性と大きさが引き出しを選択する．さらに周波数エンコード傾斜磁場がオンとなって，256個の

データポイント(靴下)が引き出しに並ぶことになる．

これを，各たんすの同じ段の引き出しについて繰り返す．たとえばたんす1～30の最上段の引き出しを順に埋めていく．最上段の引き出しがすべて埋まったら，次のTRではまた励起パルスで最初のスライス(たんす)を選ぶ．しかし今度は，別の段の引き出しを埋めていく．このためには，位相エンコード傾斜磁場の大きさを変えて，2段目の引き出しを開ければよい．このTR期間中は引き続き各たんすの2段目の引き出しを埋めていき，さらに各TRごとに次の段の引き出しに移り，すべてのたんすについて最下段の引き出しまでデータポイント(靴下)を格納する．各行(引き出し)のデータポイント数は周波数方向のマトリックス数に等しく，各列のデータポイント数は位相方向のマトリックス数(引き出しの段数)に等しい(図32.3)．こうして，256×256×30＝1,966,080足の靴下(＝データポイント)が格納されたことになる．

これは引き出しの埋め方の1つの例であって，このほかにも多くの異なる順序が可能である(→36章，38章)．

表32.1 キーポイント

- k空間はたんすに例えられ，k空間のラインは引き出しに例えられる．
- 各傾斜磁場は，たんすの引き出しに靴下をしまう順序を決定する．
- 標準的なパルス系列では，各TRごとに各たんすの同じ段の引き出しを埋めていく．
- 引き出しの数は位相マトリックス数に等しい．
- 各引き出しにしまう靴下(データポイント)の数は周波数マトリックス数に等しい．

本章に関連する動画(アニメーション3.2)は，以下のURLからアクセスできる．
http://www.medsi.co.jp/movie/MRIbasic/

33 k 空間と画質の関係

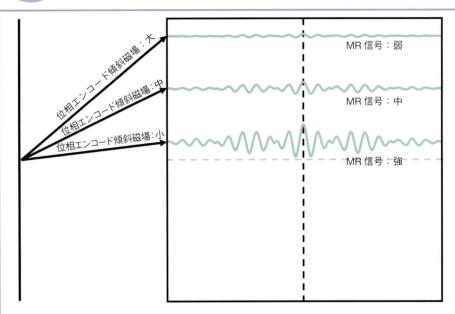

図 33.1 位相エンコード傾斜磁場の大きさ vs. MR 信号の強さ

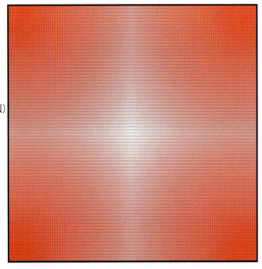

■ 高空間周波数領域
（画像の輪郭の情報）

□ 低空間周波数領域
（画像のコントラストの情報）

図 33.2 k 空間と空間分解能

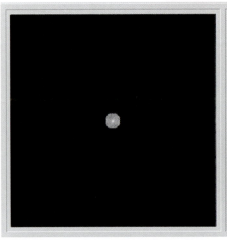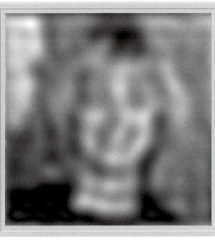

図 33.3 k 空間と空間分解能：中心部のデータ
k 空間の中心部は低空間周波数のデータ，すなわち画像のコントラストに関する情報をもっており，ここだけを使って画像をつくる（フーリエ変換する）と，コントラストは良好だが細部がはっきりしない画像となる．

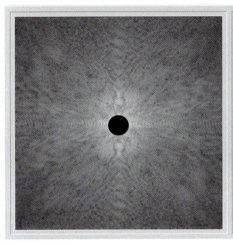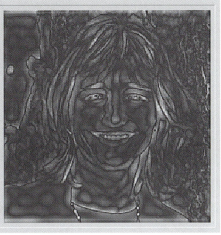

図 33.4　k 空間と空間分解能：周辺部のデータ
k 空間の周辺部は高空間周波数のデータ，すなわち画像の輪郭に関する情報をもっており，ここだけを使って画像をつくる（フーリエ変換する）と，輪郭はよくわかるがコントラストに乏しい画像となる．

k 空間：輝度とコントラスト

位相方向

　k 空間の中心部は位相エンコード傾斜磁場の振幅が小さいとき，周辺部は振幅が大きいときに充填される（→31 章）．

　位相エンコード傾斜磁場が小さいときは，これによる位相シフトは小さく，大きな MR 信号が発生する．位相エンコード傾斜磁場が大きいときは，位相シフトが大きく，発生する MR 信号は小さい（図 33.1）．

　したがって，位相エンコード傾斜磁場が小さいときに充填される k 空間の中心部のラインは，信号が大きく，コントラストを左右するデータポイントを含んでいる．

周波数方向

　MR 信号（エコー）から収集される周波数方向のデータは，k 空間の横軸上に格納されていく．エコーの中心部は，すべての磁気モーメントの位相が一致しているので信号の振幅が最も大きく，このピークの両側は位相が揃っていないので振幅が小さい．周波数データは，k 空間の縦軸を中心に充填されていくので，エコーの中心はこの縦軸に一致し，その左右にリフェーズ部分，ディフェーズ部分が配置される．（図 33. 2）．

　したがって，k 空間の中心部のデータポイントは，位相データ，周波数データ，いずれの面からも最も振幅の大きな MR 信号が格納されている．このため，この部分だけのデータから画像をつくると，SN 比が高く（→39 章，40 章），コントラストに優れた，しかし空間分解能に乏しい画像が得られる（図 33.3）．

k 空間：空間分解能

　k 空間の周辺部のラインは，多くの位相エンコードステップのなかで，大きな位相エンコード傾斜磁場をかけたときに得られるもので，このステップの数が位相エンコード方向の空間分解能を決定する．位相エンコードステップ数が多い場合は，位相エンコード方向の FOV 中により多くのピクセルが含まれるので，個々のピクセルは小さくなる．一定の FOV であれば，ピクセルが小さいほど空間分解能は増大する．つまり，画像上の 2 点をより正確に識別できるようになる（→41 章）．これは位相エンコード傾斜磁場が大きくなると，位相シフトが大きくなり，異なる位相をもつ隣り合う 2 つのデータポイントの識別が容易となるためである．したがって，大きな傾斜磁場をかけて得られたデータは，小さな傾斜磁場の場合に比べて大きな空間分解能をもつことになる（→発展事項 8）．

　こうして，k 空間上の（特に縦軸上の）辺縁部のデータポイントは，最大限の空間分解能をもつこととなり，この部分だけで画像をつくると高分解能の画像となるが，輝度やコントラストには乏しい（図 33.4）．

表 33.1　キーポイント

- k 空間の周辺部は，大きな位相エンコード傾斜磁場の下で充填されるので，高空間分解能のデータを含んでいる．
- k 空間の中心部は，小さな位相エンコード傾斜磁場の下で充填されるので，低空間分解能のデータを含んでいる．
- k 空間の中心部のデータは，高輝度，低空間分解能である．
- k 空間の周辺部のデータは，低輝度，高空間分解能である．

34 データ収集：周波数方向

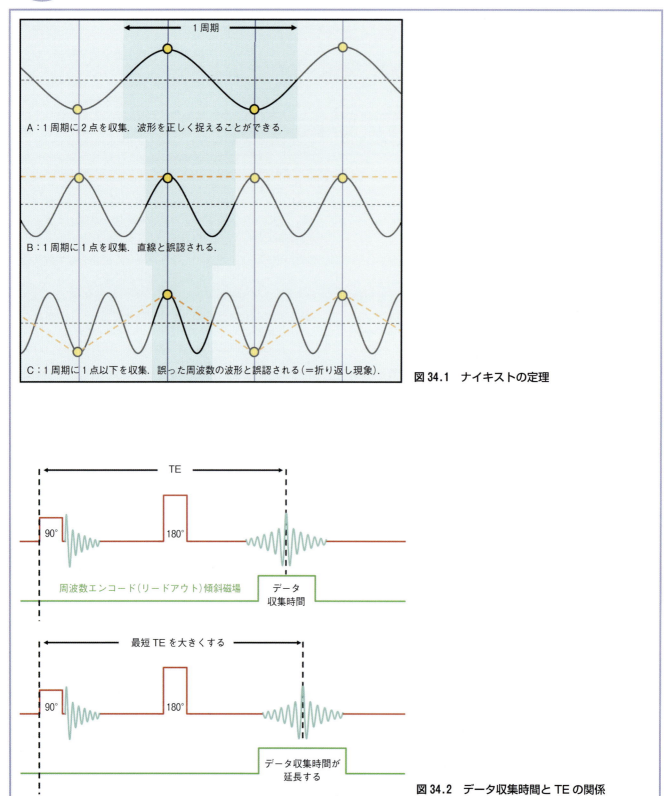

図 34.1　ナイキストの定理

図 34.2　データ収集時間と TE の関係

MR信号を収集する時間を**データ収集時間**，**サンプリング時間**あるいは**データ収集ウィンドウ**，**サンプリングウィンドウ**といい，これは周波数エンコード傾斜磁場がオンになっている時間に相当する．このとき，データを収集する速度を**サンプリングレイト**あるいは**サンプリング周波数**という．サンプリング周波数は，受信バンド幅で決まる（→28章）．たとえば，受信バンド幅が32,000 Hz（32 kHz）の場合，データは1秒間に32,000回収集される．

ナイキスト定理（Nyquist theorem）によると，信号を収集する際に，サンプリング周波数は信号が含む最高周波数の少なくとも2倍必要である．これに従えば，元の画像を正確に再現するのに充分なデータポイントを収集できる（図34.1）．

このように，所定の周波数マトリックス数に足るだけのデータを，特定の受信バンド幅で収集する必要がある．

受信バンド幅の設定

周波数方向のマトリックスが256の場合，256個のデータポイントを収集してk空間のライン上に充填する必要がある．サンプリング周波数によって決まる受信バンド幅は，1秒間に収集するデータの数を表している．このとき，その受信バンド幅でデータを収集するのに充分なデータ収集時間が必要となる．

たとえば，受信バンド幅が32,000 Hzの場合，1秒間に収集するデータは32,000個であり，1/32,000＝0.03125 msごと（＝サンプリング間隔）にデータを収集することになる．

周波数方向のマトリックスが256であれば，256個のデータポイントを収集する必要があり，これに要する時間は0.0325×256＝128 ms となる（表34.1）．

受信バンド幅を16,000 Hzにすれば，サンプリング周波数は16,000/sとなり，1/16,000＝0.06125 msごとにデータを収集することになる．

しかしこの場合は，8 msで128個のデータしか収集できない（0.0625×128＝8 ms）．サンプリング周波数を変化させないのであれば，必要な256ポイントを収集するには収集時間を延長して，16 msとする必要がある．これは，周波数エンコード傾斜磁場をオンにする時間を8 msではなく16 msとすることを意味する．通常，エコー（MR信号）のピークはデータ収集ウィンドウの中央部に一致させるので，データ収集時間の延長は最短TEを延長することになる（図34.2）．

周波数マトリックス数の設定

前例のように受信バンド幅32,000 Hz，収集時間8 msの場合，周波数マトリックスを256から512に増やすことを考える．

他のパラメータを一定として周波数マトリックスを増やすと，収集時間8 msの間にマトリックス数512を再現できるだけのデータポイントは収集できない．サンプリング周波数（受信バンド幅）を変更しなければ，データ収集時間を2倍の16 msとしてk空間のライン上に配置する512個のデータポイントを収集できるようにしなければならない．通常，エコー（MR信号）のピークはデータ収集ウィンドウの中央部に一致させるので，データ収集時間の延長は最短TEを延長することになる．

したがって，**周波数マトリックス数を増やす，あるいは受信バンド幅を狭くすることは，いずれも最短TEを延長する**ことになる．これらのパラメータは，このほかにも実際の撮像にさまざまな影響を及ぼす（→発展事項3，4，12）．

巻末に，本章の復習問題を掲載．

表34.1　データ収集に関する公式

- $\omega_{sampling} = 2 \times \omega_{nyquist}$
  ナイキストの定理により，MR信号に含まれる最も高い周波数の2倍以上でデータを収集する必要がある．

- $RBW = 2 \times \omega_{nyquist}$
  受信バンド幅は，中心周波数を中心としてデータを収集する周波数の幅．したがって，これがMR信号に含まれる最も高い周波数の2倍以上である必要がある．

- $\omega_{sampling} = RBW$
  前2式より，ナイキストの定理を満たすとき，受信バンド幅はサンプリング周波数に等しくなる．

- $RBW = 1/\Delta Ts$
  データポイントの間隔＝サンプリング間隔は，受信バンド幅の逆数である．サンプリング間隔が短ければバンド幅は広くなり，長ければ狭くなる．

- $Ws = \Delta Ts \times M(f)$
  周波数マトリックス数は，k空間の各ライン上にいくつのデータポイントを格納するかで決まる．したがって，この数にサンプリング間隔をかけたものがサンプリングウィンドウの幅となる．

$\omega_{sampling}$：サンプリング周波数（Hz），$\omega_{nyquist}$：ナイキスト周波数（Hz）＝MR信号に含まれる最も高い周波数，RBW：受信バンド幅（Hz），ΔTs：データポイントの間隔（ms），Ws：サンプリングウィンドウの幅（ms），M(f)：周波数方向のマトリックス数

表34.2　キーポイント

- データ収集ウィンドウ（サンプリングウィンドウ）は，MR信号を収集するのに必要な時間である．周波数エンコード傾斜磁場がオンとなる時間でもある．
- データ収集周波数（サンプリング周波数）は，サンプリングウィンドウ内でデータを収集する頻度である．ナイキストの定理を満たすとき，受信バンド幅と同じ値となる．
- 周波数マトリックス数は，サンプリングウィンドウ内で収集されるデータポイント数で決まる．
- サンプリング周波数とサンプリングウィンドウにより，収集するデータポイント数が決まり，周波数マトリックス数が決まる．
- 受信バンド幅，あるいは周波数マトリックス数を変更すると，サンプリングウィンドウ幅が変化し，（エコー中心がサンプリングウィンドウの中央に位置するため）最短TEに影響する．

本章に関連する動画（アニメーション3.1）は，以下のURLからアクセスできる．
http://www.medsi.co.jp/movie/MRIbasic/

35 データ収集：位相方向

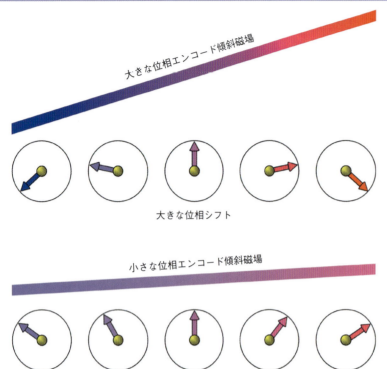

図 35.1 位相エンコード傾斜磁場の大きさと位相シフト

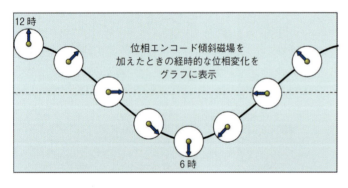

図 35.2 位相曲線

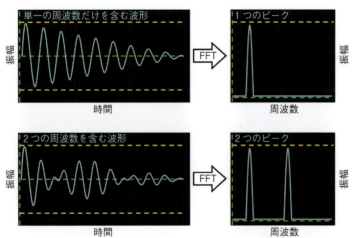

図 35.3 FFT（高速フーリエ変換）

位相エンコード傾斜磁場をかけると，その大きさ（傾き）に応じた位相シフトが得られる（→29章）．位相エンコード傾斜磁場の大きさ（傾き）によって，各TRごとにk空間のどのラインを充填するかが決まる．異なるラインを充填するためには，位相エンコード傾斜磁場の大きさをTRごとに変化させる．位相エンコード傾斜磁場の大きさを変化させなければ，k空間上では常に同じラインが充填される．すべての異なるラインが充填されると，1回の撮像が終了する．

位相エンコード傾斜磁場の大きさは，2点間の位相シフトの大きさを決定する．大きな（急峻な）磁場をかけると2点間の位相シフトは大きくなり，小さな（浅い）磁場をかけると位相シフトは小さくなる（図35.1）．MRI装置は，一定の位相シフトに対してすべての位相を合成してひとつの波形をつくり，位相シフトを周波数に変化する．この波形，すなわち**位相曲線**（phase curve）は，位相エンコード傾斜磁場の大きさに応じて一定の周波数をもつ（図35.2）．

k空間の異なるラインを充填するためには，それぞれ異なる位相曲線が必要である．異なる位相曲線が得られなければ，同じラインを繰り返し充填することになる．異なる位相曲線を得るためには，位相エンコード傾斜磁場によって異なる位相シフトをつくればよい．つまり，位相エンコード傾斜磁場はその都度異なる大きさで加えられ，異なる位相シフトを生み出す．位相エンコード傾斜磁場が生み出す位相シフトは，それぞれ異なる周波数をもつ位相曲線をつくり出すことになる．

この位相曲線の周波数は，位相エンコードのたびに変化する．これは，位相エンコード傾斜磁場の大きさが異なると，各ボクセル内の磁気モーメントの位相が異なるためである．アイソセンターから遠い位置にあるボクセル内のスピンの位相シフトは，位相エンコード傾斜磁場が急峻なほど大きい．この位相シフトの状態を，特定のボクセルについて撮像全体を通じてプロットすると，もう1つの曲線が得られる．この曲線の周波数を，**擬似周波数**（pseudo-frequency）という．各ボクセルは，そのスライス内の位置に応じた擬似周波数をもつので，スライス内の各ボクセルに1つずつ，全体で数百の擬似周波数が存在することになる．これは周波数エンコードによって得られる周波数とともに読み出されていくので，各データポイントは，**スライス全体**について，空間エンコードに際してどのような状態にあるかという情報を担っていることになる．

FFT（高速フーリエ変換）は，データポイントを解読して，各ボクセルの信号強度を計算する（図35.3, →31章）．これは，周波数エンコードにより得られた周波数，位相エンコードにより得られた擬似周波数から，各ボクセルの空間周波数を求めることである．これによりボクセルの空間的な位置が決まり，各空間周波数の振幅がボクセルの輝度となる．空間周波数上で振幅が大きいところは，ボクセルが高輝度となる．空間周波数上で振幅が小さいところは，ボクセルが低輝度となる．

知ってましたか？

各TRごとに，k空間上の異なるラインにデータを格納していくために，次の3つの方法がある．

- スライス選択傾斜磁場の大きさを変える．
- 周波数エンコード傾斜磁場の大きさを変える．
- 位相エンコード傾斜磁場の大きさを変える．

最初の2つは，スライス厚，周波数方向のFOVの大きさに影響する．したがって，これらはTRごとに一定でなければならない．したがって，変更可能なのは位相エンコード傾斜磁場の大きさだけである．これを変えることによって，TRごとに新しいラインにデータを充填していく．

NSA（平均加算回数 number of signal averages）は，TRごとに同じ大きさの位相エンコード傾斜磁場でデータを収集する回数である．たとえば同じ大きさで2回撮像すれば，2NSAという．この場合，位相エンコード傾斜磁場は連続する2回のTRで同じ大きさに維持されるので，各ライン上には1NSAの場合の2倍量のデータが格納される．この結果，SN比は2倍となる（→36章, 39章）．

巻末に，本章の復習問題を掲載．

表35.1 キーポイント

- 位相エンコード傾斜磁場の大きさは，TRごとに変化する（1NSAの場合）．これにより，一定の範囲のスピンの位相が変化する．
- 位相エンコード傾斜磁場が大きいほど，位相変化は大きくなる．
- スライス内の各ボクセルについて磁気モーメントの位相を並べると1つの曲線を描くことができる．これを位相曲線という．
- 位相エンコード傾斜磁場の大きさを変化させると，各ボクセルのスピンの位相が変化するので位相曲線も変化し，各ボクセルの擬似周波数に反映する．各ボクセルの磁気モーメントの位相変化を撮像全体について見ることにより得られる．
- したがって，各ボクセルはそれぞれ擬似周波数をもち，撮像全体を通じて数百もの擬似周波数が得られる．
- 位相エンコードによる擬似周波数は，周波数エンコードによる周波数とともに収集され，各データポイントには双方から得られた情報が含まれる．
- したがって各データポイントは，（ボクセル単位ではなく）スライス全体についての空間エンコード情報をもっている．
- これを解読してスライス内の各ボクセルの輝度を知るには，FFTが必要である．

36 データ収集：撮像時間

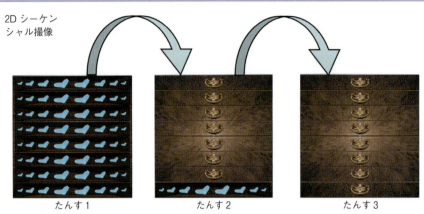

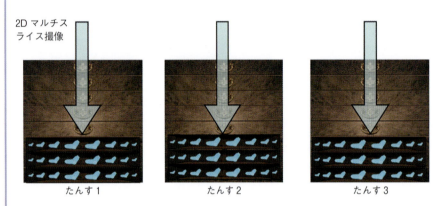

図36.1　データ収集方法

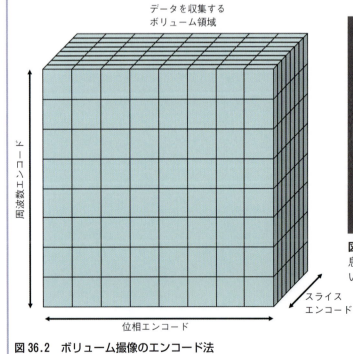

図36.2　ボリューム撮像のエンコード法

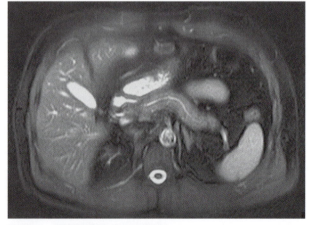

図36.3　腹部横断像（T2強調像）
息止めができなかったため，体動アーチファクトが混入している．

撮像時間は，k空間をデータで埋める時間である．2D撮像では，次の3つのパラメータの関数となる(表36.1)．

TR

各スライスについて，TRごとに位相エンコード傾斜磁場の大きさを変えながらk空間の異なるラインを充填していく(1 NSAの場合)．つまり，TRは各スライスについて異なるラインを埋める時間間隔となる．したがって，TRが長ければk空間をすべて埋めるのに時間かかり，撮像時間は延長する(→発展事項10)．

位相マトリックス数

各スライスごとに位相エンコードを行うために，位相エンコード傾斜磁場はTRごとに変化する．位相エンコードごとに異なるラインが充填される．位相エンコードステップ数はk空間のラインの数に等しいので，撮像時間を左右する．位相マトリックスが大きいほど，k空間をすべて埋めるのに時間がかかり，撮像時間は延長する．

平均加算回数(NSA)

位相エンコード傾斜磁場の後，エコーを複数回収集することができる．この場合，k空間の各ラインが複数回充填される．同じ大きさの位相エンコード傾斜磁場の後でデータを収集する回数を，**平均加算回数**(number of signal averages：NSAあるいはnumber of excitations：NEX)という．NSAが大きいほど，k空間のラインには多くのデータが格納される．注意すべきは，データポイント数が増えるのではなく，各データポイントのデータ数が増加することである．増えるのは信号だけでなく雑音も増える．したがって，NSAとSN比は比例しない(→39章)．

2D法と3D法

2Dシーケンシャル撮像は，スライス1の全データを収集後，スライス2の全データを収集する，ということを繰り返す方法である．スライスは撮像の順番に表示されていく．

2Dマルチスライス撮像では[†]，スライス1についてk空間のライン1本分のデータを収集し，スライス2の同じ位置のライン1本を収集する，ということを繰り返す．すべてのスライスについてこのラインを収集し終わったら，次のラインを再びスライス1，2，3の順に収集していく．このタイプはすでに32章で述べたものである(図36.1)．

3Dボリューム撮像(3D volumetric acquisition)は，ボリューム撮像ともいわれ，組織全体からデータを収集する方法である．励起パルスは非スライス選択的で，被写体全体をボリュームとして励起する(図36.2)．その後，スライス選択傾斜磁場をオンにして，その方向に沿った位相値に応じてこのボリューム(スラブ)を個別のスライスとして分割する．

この方法はスライスエンコードといわれ，位相エンコードと同じく，その数に比例して撮像時間は延長する(→発展事項6)．これによりスライス間にギャップのない薄いスライスを撮像することができ，空間分解能を向上することができる．

撮像時間の短縮

患者が検査台上に横たわる時間が長くなるほど，体動により画質が劣化する可能性が高くなる(図36.3)．撮像時間を短縮するには，TR，位相マトリックス数，NSAのいずれかあるいはすべてを小さくする必要がある．しかし，いずれも以下のような代償を伴う(→39章，41章，付録1)．

TR短縮による撮像時間短縮
- SN比の低下
- マルチスライス数の減少
- T1強調度の増加

位相マトリックス数縮小による撮像時間短縮
- 位相方向分解能の低下(FOV一定の場合)
- 打ち切りアーチファクトの増加(→45章)

NSA低減による撮像時間短縮
- SN比の低下
- 体動アーチファクトの増加

ほかに，間接的に撮像時間に影響するパラメータがある(→発展事項3，4)．FSEでは，ETLを大きくすることによっても撮像時間を短縮できる(→15章，表36.1)．3D撮像では，スライス数の減少によりさらに撮像時間を短縮できる．

表36.1 撮像時間に関するおもな公式

2D撮像：
- $ST = TR \times M(p) \times NSA$
  撮像時間を計算する基本的な式．

2D FSE(TSE)：
- $ST = TR \times M(p) \times NSA/ETL$
  ETLは各TRで充填するk空間のライン数(→14章)．ETLが大きいほど撮像時間は短縮する．

3D撮像：
- $ST = TR \times M(p) \times NSA \times Ns$
  3D撮像におけるスライス数は位相マトリックス数に相当し，その数に比例して撮像時間は延長する．

ST：撮像時間(s)，TR：繰り返し時間(ms)，M(p)：位相マトリックス数，NSA：平均加算回数，ETL：エコートレイン長，Ns：スライス数

表36.2 キーポイント

- TR，位相マトリックス数，NSAは，k空間を充填する時間を決定し，したがって撮像時間を決定する．
- FSEでは，各TRごとに複数のk空間のラインを充填するので，ETLに反比例して撮像時間が短縮する．
- 3D撮像では，スライスも位相エンコードされるため，スライス数に比例して撮像時間が延長する．

本章に関連する動画(アニメーション3.3)は，以下のURLからアクセスできる．
http://www.medsi.co.jp/movie/MRIbasic/

[†]訳注：2Dマルチスライス撮像
原著では2D volumetric acquisition (2Dボリューム撮像)だが，一般的な言葉ではないので，ここでは広く使われるマルチスライス撮像とした．

37 k 空間の軌跡とパルス系列

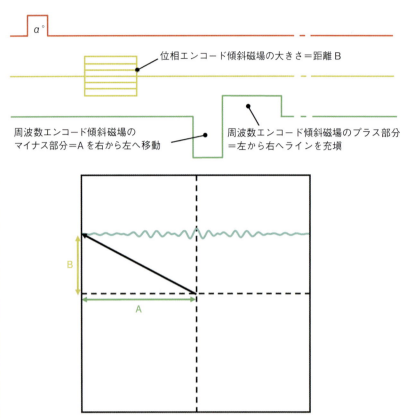

図 37.1　GRE 法の k 空間軌跡

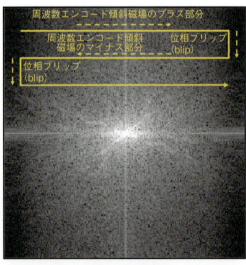

図 37.2　シングルショット法の k 空間軌跡

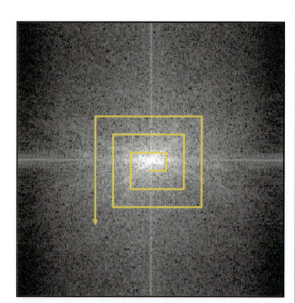

図 37.3　スパイラル法の k 空間軌跡

k空間上にデータを充塡していく順序は，周波数エンコード傾斜磁場，位相エンコード傾斜磁場の極性と振幅によって決まる．

周波数エンコード傾斜磁場の振幅は，k空間を左右方向にどれだけ移動するかを決定し，これが画像の周波数方向FOVの大きさとなる．

位相エンコード傾斜磁場の振幅は，k空間を上下方向にどれだけ移動してデータポイントを充塡するかを決定し，位相方向の空間分解能も決まる．位相エンコードの最大振幅は，最も外側のラインの位置を決め，したがって位相方向の空間分解能（ピクセルの大きさ）が決まる．

傾斜磁場の極性は，k空間上の移動の向きを決める．
- 周波数エンコード傾斜磁場がプラスのとき：k空間を左から右へ移動．
- 周波数エンコード傾斜磁場がマイナスのとき：k空間を右から左へ移動．
- 位相エンコード傾斜磁場がプラスのとき：k空間の上半部を充塡．
- 位相エンコード傾斜磁場がマイナスのとき：k空間の下半部を充塡．

GRE法

GRE法では，まず周波数エンコード傾斜磁場がマイナスにかかって，FIDを強制的にディフェーズした後，プラスに転じてリフェーズし，エコーを発生する（→17章）．

周波数エンコード傾斜磁場がマイナスのとき，k空間上の軌跡は右から左へ移動する．軌跡の始点は通常，RF励起パルスによって原点にセットされる．したがってk空間上の軌跡は，まず原点から左へ，周波数エンコード傾斜磁場のマイナス側の振幅に応じた距離Aだけ移動する（図37.1）．

この例は，位相エンコード傾斜磁場の極性がプラスの場合で，k空間の上半分にデータが書き込まれる．傾斜磁場の振幅が，その移動距離Bを決定する．振幅が大きいほど，k空間の上方に書き込まれる．したがって，位相エンコード傾斜磁場と，周波数エンコード傾斜磁場のマイナス部分によって，書き込み開始位置が決まる．

次いで周波数エンコード傾斜磁場がプラスに転じ，データ収集を開始する．周波数エンコード傾斜磁場はプラス側なので，左から右へ移動しながらデータがライン上に書き込まれていく．また同時に，これが画像の周波数方向のFOVを決定する．位相エンコード傾斜磁場がマイナスの場合は，k空間の下半部にデータが同様に書き込まれる．

SE法

SE法のk空間軌跡はさらに複雑である．180°パルスによってデータポイントは，k空間の原点を中心とする点対称の位置にジャンプする†．このため，周波数エンコード傾斜磁場によってk空間の左端に移動後，180°パルスの反対側にある同じ極性の周波数エンコード傾斜磁場によって左から右へ移動しながらデータを収集する．

シングルショット法

シングルショット法では，周波数エンコード傾斜磁場を高速にプラス／マイナスに切り替えてk空間を充塡する．プラス側ではラインを左から右へ，マイナス側では右から左へ充塡する．極性の切り替えは非常に高速に行われるので，振動（oscillation）と表現されることもある．

位相エンコード傾斜磁場も，高速にオン／オフを繰り返す．図37.2の例では，最初の位相エンコード傾斜磁場がプラス側に最大振幅で，最上段のラインを充塡している．次の傾斜磁場は同じくプラス側だが振幅が少し小さく，1本下のラインが充塡される．これをk空間の中心部まで繰り返し，引き続きマイナス側で少しずつ振幅を大きくしながら，最大振幅で最下段のラインを充塡するまで繰り返す．このような傾斜磁場の急速な変化は**ブリップ**（blip）といわれる．

スパイラル法

さらに複雑なk空間上の軌跡にスパイラル法がある．ここでは，周波数エンコード傾斜磁場，位相エンコード傾斜磁場ともに極性の反転を急速に繰り返し，振動（oscillate）させる．k空間の中心点から開始し，周波数エンコード傾斜磁場を振動させながら左から右へ，次いで右から左へとk空間のラインを充塡すると同時に，位相エンコード傾斜磁場も上半部から下半部へと振動させる（図37.3）．この方法は，心臓MRIのような高速撮像に利用されている．

表37.1 キーポイント

- RFパルス，傾斜磁場の組み合わせにより，パルス系列が決まり，k空間上の軌跡が決まる．
- スライス選択傾斜磁場は，対象とするk空間を選択する．
- RF励起パルスにより，軌跡の開始点がk空間の中心部に移動する．
- 180°パルスにより，軌跡は原点に対して点対称の位置に移動する．
- 位相エンコード傾斜磁場の極性は，k空間の上半部，下半部のいずれを充塡するかを決定する．その振幅はラインの位置を決定する．画像上では，位相マトリックスの大きさを決める．
- 周波数エンコード傾斜磁場の極性は，右から左に移動するか，左から右へ移動するかを決定する．その振幅は軌跡の移動距離を決定する．画像上では，周波数方向FOVを決める．

38 いろいろなk空間充填法

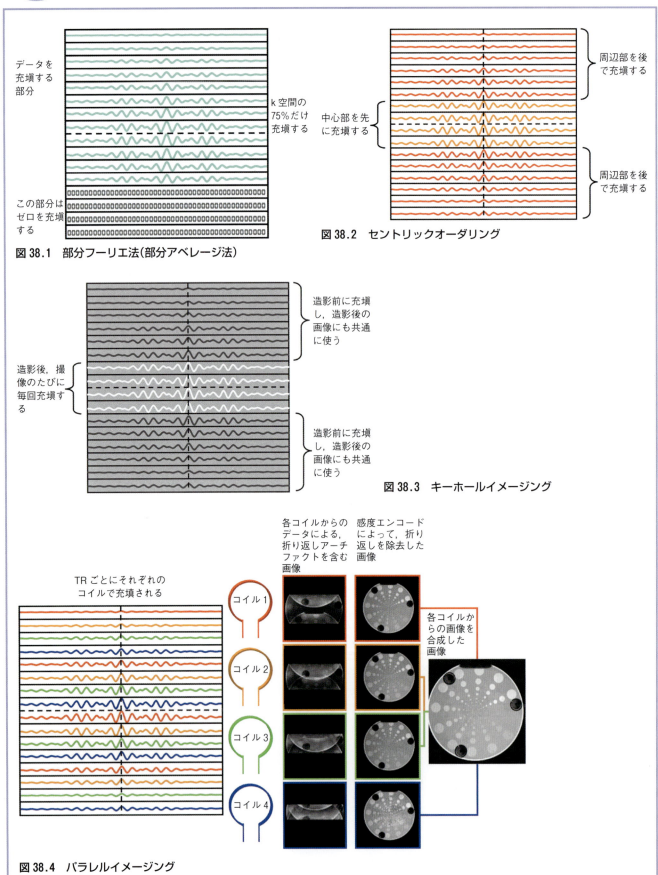

図 38.1 部分フーリエ法（部分アベレージ法）

図 38.2 セントリックオーダリング

図 38.3 キーホールイメージング

図 38.4 パラレルイメージング

部分フーリエ法（部分アベレージ法）

k空間の一部のラインのみ充填することにより撮像時間を短縮する．k空間の少なくとも60%のデータがあれば，画像再構成が可能である．撮像時間は，充填するラインの本数に比例して減少する[†1]．

たとえば，k空間のラインの75%を充填する場合，位相エンコードステップの75%だけで撮像を終了し，残りの部分にはゼロを充填する．撮像時間は25%短縮するが，データ数が少ないのでSN比は低下する（→39章，図38.1）．

長方形FOV

k空間のライン間隔を変えると，周波数方向FOVに対する位相方向FOVの大きさが反比例して変化する．ライン間隔を大きくすると位相方向FOVが周波数方向FOVに対して縮小するので，長方形のFOVが得られる．ラインの間隔を大きくすると，同じk空間であればライン数は減少する．ライン数が減少すれば，それに比例して撮像時間は短縮する（→41章，→発展事項8, 13）．

折り返し防止／オーバーサンプリング

k空間のライン間隔を変えると，周波数方向FOVに対する位相方向FOVの大きさがライン間隔に反比例して変化する．折り返し防止(anti-aliasing)オプションは，ライン間隔を狭くして位相方向FOVを周波数方向に比べて大きくする．FOVが拡大することにより，その外側に解剖学的構造が存在する可能性が小さくなり，したがって，折り返しも起きにくくなる．MRI装置によって，この拡大したFOV部分を捨てるものと，そのまま残すものがあり，後者の場合，空間分解能は低下する．

ライン間隔を狭くすると，同じk空間に対してより多くのラインを配置することができる．これがオーバーサンプリング(over-sampling)で，位相方向のFOV内とFOV外で位相が重複する確率が小さくなる．ライン数が増えるので，撮像時間は延長する．装置によってはNSAを自動的に減らして撮像時間を一定に保つが，NSAがそのままであれば，撮像時間はそれに比例して延長する（→44章，→発展事項9）．

セントリックオーダリング

k空間の中心部を最初に充填し，その後に周辺部を充填することにより，輝度とコントラストを最大限とする方法をセントリックオーダリング(centric ordering)という．信号強度のコントロールが難しい高速GRE法では重要な方法である（図38.2）．

キーホールイメージング

キーホールイメージング(keyhole imaging)は，ダイナミック造影MRIで利用される方法で，造影剤が撮像部位に到達する前にk空間の周辺部を収集し，到達後に中心部を収集して，この両者を合わせて画像を再構成する．これにより，データ数に変化がないので空間分解能は損なわれず，しかし造影時には中心部のみ収集すればよいので時間分解能は向上する．さらに，造影時に中心部を収集するので造影コントラストは向上する（→49章，図38.3）．

パラレルイメージング

撮像に際して，マルチコイル／マルチチャネルを利用する方法をパラレルイメージング(parallel imaging)という．各コイル／チャネルからのデータが，1つのk空間を埋めていくので，コイル1つの場合に比べて高速に撮像できる．たとえば，2つのコイルを使えば，1つのコイルで奇数番目のラインを，もう1つで偶数番目のラインを充填することができる（→52章）．各TRごとに，コイル1，コイル2それぞれによって2本のラインを充填するので，撮像時間は半分になる．コイル／チャネルの数は通常**リダクションファクター**(reduction factor)[†2]といわれる．この方法は，FSEと異なりどのパルス系列にも併用可能である．

各コイルごとに画像が再構成されるが，各コイルが充填されるラインはとびとびなのでライン間隔が広く，その結果，位相方向のFOVは周波数方向に比べて小さくなり，折り返しが発生する．これを除去するために，撮像開始前にキャリブレーション(calibration)を行い，各コイルからの距離に応じた感度分布を測定しておく．この**感度プロファイル**(sensitivity profile)とよばれるデータを使って，折り返しを戻す(unwrap)ことができる．この処理の後，すべての画像を合成して1枚の画像とする．この方法では，撮像時間の短縮，空間分解能の向上をはかることができ，たとえば位相マトリックス数512の画像を，256相当の時間で撮像することができる（図38.4）．

表38.1　キーポイント

- k空間のライン間隔は，位相方向FOVの大きさに反比例する．
- ライン間隔を広くすることにより，長方形FOVを撮像できる．充填するライン数が減少するので撮像時間は短縮する．
- ライン間隔を狭くすることにより，折り返しを防止することができるが，充填するライン数が増加するので撮像時間は延長する．データのオーバーサンプリングが行われるので，折り返しが起こる確率が減少する．
- 部分フーリエ法，キーホールイメージングは，k空間の一部のみを充填することにより撮像時間を短縮する．
- パラレルイメージングは複数のコイルを使ってTR間に複数のラインを充填することにより撮像時間を短縮する．

[†1] 訳注：部分フーリエ法
k空間の共役対称性（→31章）を利用して，半分強のデータのみ収集し，残りを推定することによって画像を再構成する方法を一般に部分フーリエ法という．部分アベレージ法ともいわれるが，これはk空間のラインを充填する回数が1回以下，すなわち平均加算回数が1NEX以下という意味で，0.75 NEX, 0.5 NEX（ハーフNEX）などの呼称もある．エコーの一部のみを収集して周波数方向にこれを適用する部分エコー法も，部分フーリエ法のひとつである（→24章）．

[†2] 訳注：リダクションファクター
パラレルイメージングファクター，SENSEファクター，iPATファクターなどともよばれる．

39 信号雑音比（SN比）

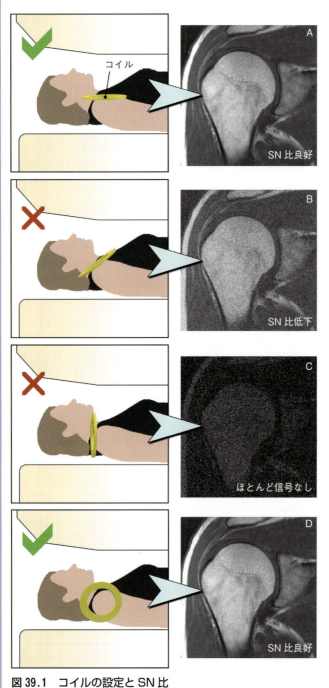

図 39.1　コイルの設定と SN 比

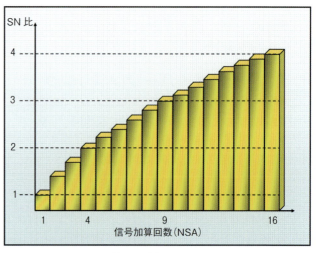

図 39.2　TE と SN 比の関係

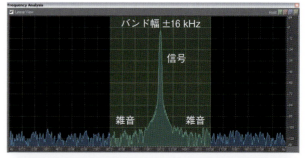

図 39.3　NSA と SN 比の関係
SN 比は$\sqrt{NSA}$に比例する．

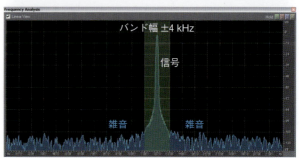

図 39.4　受信バンド幅と SN 比の関係
受信バンド幅が狭い方が，含まれる雑音が少ないので SN 比が向上する．

信号雑音比(signal to noise ratio：SN 比)は，背景雑音(バックグラウンドノイズ)の平均値に対する MR 信号の大きさの比として定義される．信号は，横磁化面を歳差運動する巨視的磁化が受信コイルに誘導する電圧であり，特定の共鳴周波数(ラーモア周波数)のもとで，一定の時間(エコー時間，TE)に発生する(→5章)．雑音は，MRI 装置，環境，被写体から発生する好ましくない信号で，すべての周波数を含み，時間的にも空間的にもランダムに発生する．SN 比を向上させるためには，雑音に対する信号強度を大きくする必要があり，これにはいくつかの要因がある(→付録1)．以下，重要なものについて述べる．

プロトン密度

脂肪，筋肉，骨髄などはプロトン密度が高い．一方，胸部はおもに空気に満たされた肺と血管からなり，プロトン密度が低い．プロトン密度が低い部位を撮像するには，SN 比を向上させる手段を併用する必要がある．

コイルのタイプと設置法

小さなコイルは SN 比が高いが，感度領域が狭い．大きなコイルは感度領域は広いが，SN 比が低い．両者の特徴をうまく利用するのが**フェイズドアレイコイル**(phased array coil)で，SN 比に優れる小さなコイルを多数組み合わせて広い範囲をカバーするものである(→52章)．

受信コイルの位置設定も重要である．受信する信号を最大とするには，コイルの受信面を静磁場と垂直に置く必要がある．通常の MRI 装置では，コイルを撮像部位の上，下，あるいは側面に設置すればよい．寝台に垂直に設置すると，ほとんど信号が得られないことになる(図 39.1)．

TR

TR は，励起パルス間に回復する縦磁化の大きさ，すなわち次の励起パルスにより横磁化に変換されて信号を発生するベクトルの大きさを決定する(→8章)．したがって，TR が短いと回復する縦磁化が小さく，変換される横磁化も小さいので，SN 比に劣る画像となる．TR を長くしてすべての組織の縦磁化が回復するようにすれば，変換される横磁化も大きくなる．T1 強調像の撮像には短い TR が必要であるが，あまり短くし過ぎると SN 比を損なう結果となる．

TE

TE は，励起パルスと MR 信号発生の間に減衰する横磁化の大きさを決定する．したがって，TE が短いとディフェーズする横磁化が少ないので，得られる信号強度，SN 比は大きくなる．TE を大きくすると，横磁化がより多くディフェーズするので SN 比は小さくなる(図 39.2)．T2 強調像の撮像には長い TE が必要であるが，あまり長くし過ぎると SN 比を損なう結果となる．

フリップ角

フリップ角(flip angle)は，励起パルスによって横磁化に変換される縦磁化の量を決定する．フリップ角が大きいと利用可能な縦磁化がすべて横磁化に変換されるが，フリップ角が小さいとその一部しか横磁化に変換されない．GRE では T2*強調像，プロトン密度強調像を得るにはフリップ角を小さくする必要があるが(→18章)，これは SN 比を低下させる要因でもある．

平均加算回数(NSA)

NSA は，1つの位相エンコードステップに対して MR 信号を何回収集するかを示す(→36章)．NSA を大きくすると収集する信号は増えるが，雑音も増える．雑音はすべての周波数についてランダムに増加するので，NSA を2倍にしても SN 比は$\sqrt{2}$倍にしかならない(表 39.1，図 39.3)．このように NSA の増加と SN 比増加は比例しないが，撮像時間は比例して延長する．

表 39.1 SN 比に関する公式

- SNR ∝ FOV
- SNR ∝ 1/マトリックス数
- SNR ∝ S_t
 この3つの式は，SN 比がボクセルの体積に比例することを示している．SN 比は，FOV，スライス厚が大きくなると向上し，マトリックスが大きくなると減少する．
- SNR ∝ $\sqrt{NSA}$
- SNR ∝ $\sqrt{1/RBW}$
 この2つの式は，SN 比が k 空間上のデータ数に依存すること，受信バンド幅を狭くするとによって改善できることを示している．

SNR：SN 比，S_t：スライス厚(mm)，NSA：平均加算回数，RBW：受信バンド幅
＊このほかにも TR，TE，フリップ角，プロトン密度などが SN 比に影響するので，ここでは＝ではなく∝で表示している．

受信バンド幅

受信バンド幅は，MR 信号の読み出しにおける周波数の幅である(→34章)．受信バンド幅を狭くすると，信号に対する雑音の比率が小さくなるので(図 39.4)，SN 比向上には非常に効率的な方法である．しかし，バンド幅を狭くすると，
- 信号収集時間が延長するため最短 TE が延長する．したがって T1 強調像，プロトン密度強調像には不向きである(→34章)．
- 化学シフトアーチファクトが増加する(→42章)．

このような代償はあるが，TE を短くする必要がない場合(T2 強調像)，脂肪が問題とならない場合は有用である(→発展事項4, 5)．T2 強調 FSE，STIR など，脂肪抑制併用 T2 強調像にはよい適応である．

このほか，FOV，マトリックス数，スライス厚(→41章)，静磁場強度も SN 比に影響する(表 39.1)．

巻末に，本章の復習問題を掲載．

表 39.2 キーポイント

- 信号強度を増強するには：TR を長くする，TE を短くする，フリップ角を大きくする，良いコイルを使用する．
- 雑音はランダムで基本的に制御できないが，受信バンド幅を狭くすることで収集される雑音を減らすことができる．
- SN 比向上の基本は，信号強度を増大することである．(SN 比向上の代償について→付録1)

40 コントラスト雑音比（CN 比）

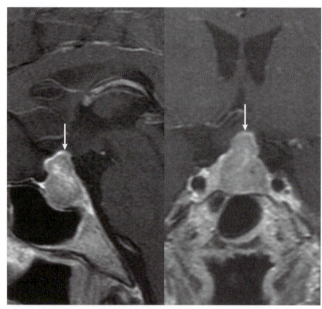

図 40.1　造影 T1 強調像：脳矢状断像（左），冠状断像（右）
下垂体腺腫は造影効果を示し，コントラストが増強する（→）．

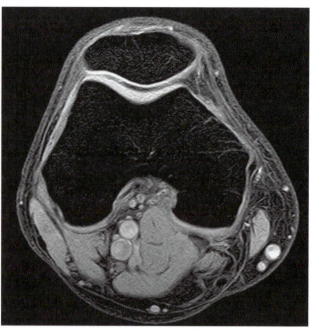

図 40.2　脂肪抑制併用 3D 画像（膝関節横断像）

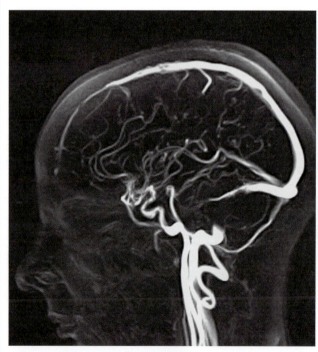

図 40.3　位相コントラスト MR 静脈撮像

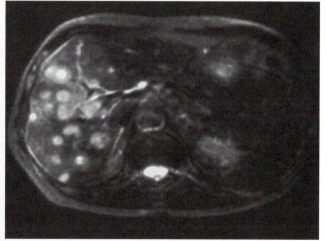

図 40.4　脂肪抑制併用 T2 強調像（腹部横断像）
全体として画質は悪いが，肝腫瘍のコントラストは良好である．

コントラスト雑音比（contrast to noise ratio：**CN比**）は，2つの隣接する領域のSN比の差として定義される．CN比に影響を及ぼす要因はSN比に同じである．MRI検査の目的は，正常構造に対して病変を明瞭に描出することと考えると，CN比は画質に関する最も重要な要因であるといえる．病変とその周囲の正常構造のCN比が大きいほど病変はよくみえる．CN比を向上させるには，次のような方法がある．

造影剤の使用

ガドリニウムのような造影剤を使用すると，血液脳関門の破綻した病変など，病変のT1が短縮する．この結果，T1強調像で高信号となり，周囲の造影効果に乏しい組織とのCN比が向上する（→50章, 図40.1）．

磁化移動コントラスト

磁化移動コントラスト（magnetization transfer contrast：MTC）[†1]は，大分子や細胞膜に結合しているプロトンの信号を抑制するために，追加のRFパルスを使用する方法である．使用するRFパルスは，ラーモア周波数と離れた周波数（off resonant）の場合，ラーモア周波数（on resonant）の場合があるが，いずれも自由プロトンの磁化が移動してある種の組織の信号を抑制する．

組織選択的信号抑制

脂肪，水，シリコンなど特定の物質の信号を選択的に抑制する方法である．不要な組織の信号を抑制することにより，CN比を改善する．特に病変が高信号を示すT2強調像において，不要な組織の信号，特に脂肪の高信号を抑制する場合に有用である（図40.2, 40.4）．おもな方法として，水と脂肪の共鳴周波数が異なることを利用する方法（化学シフトイメージング，→42章），組織の緩和時間の差を利用する方法

[†1] 訳注：MTC
異なる性質をもつスピンの間で磁化が互いに影響を及ぼす磁化移動（MT）現象を応用した撮像法．具体的には，自由に拡散運動する自由水のプロトン，大分子などに結合して固定している制限水プロトンを考え，共鳴周波数が少し異なることを利用して後者を抑制する．MRAにおける背景信号の抑制にしばしば利用される．

[†2] 訳注：同位相・逆位相の周期性
脂肪と水の共鳴周波数差は 3.5 ppm で，これは 1.5 T 装置の場合 224 Hz（＝42.58 MHz/T×1.5 T×3.5×10^{-6}）に相当する．両者が1回転差（360°）となるのは約 4.5 ms（＝1/224）なので，TE がこの整数倍のとき逆位相，半回転差（180°）に相当する約 2.2 ms の整数倍のとき同位相となる．したがって，この間隔は静磁場強度に比例して延長する．

[†3] 訳注：水励起法
脂肪と水のプロトンの共鳴周波数の差を利用して，水のプロトンを選択的に励起することにより水を高信号とする方法．フリップ角の大きさを 1：2：1，1：3：3：1 などとする二項パルス（binomial pulse）を連続的に加える方法が一般的である．

[†4] 訳注：SPAIR法
脂肪と水のT1値の差を利用する反転回復法であるSTIR法（→16章）は，脂肪以外にもT1値が脂肪と同程度の組織の信号が抑制されてしまうが，SPAIR法，SPIR法は周波数選択的反転パルスを使用することにより，脂肪の信号のみを反転するため脂肪のみを抑制できる．SPAIR法：SPectrally Adiabatic Inversion Recovery, SPIR法：Spectral Presaturation with Inversion Recovery．

（反転回復法，→16章）がある．

化学シフトイメージングには，Dixon法，周波数選択的脂肪抑制法（spectral fat suppression），水励起法（water excitation）などがある．

Dixon法は，脂肪と水の共鳴周波数が異なるため，TEに応じて同じボクセル内の脂肪と水の磁気モーメントが一致して**同位相**（in phase）となったり，あるいは**逆位相**（out of phase, opposed phase）になる，**周期性**（periodicity）[†2]をもつことを利用する方法である（→42章）．同位相，逆位相の2枚の画像が得られ，ここから脂肪だけの画像，水だけの画像をつくることができる．この方法はボクセル内に脂肪と水が共存する場合に有効である．

周波数選択的脂肪抑制法も，脂肪と水の共鳴周波数が異なることを利用する．脂肪の共鳴周波数に一致するRFパルスで脂肪を励起し，その横磁化をスポイルすることにより水だけの画像を得る．

水励起法は，二項パルスで水の励起を最大限に，脂肪の励起を最小限とする方法である[†3]．

反転回復法により脂肪と水の緩和時間の差を利用する方法には，**STIR法**（→16章），**SPAIR法**などがある[†4]．後者は脂肪の共鳴周波数のRFパルスで脂肪のスピンを選択的に反転させる方法で，脂肪の残存横磁化はスポイルする．脂肪のヌルポイント（→16章）に合わせて反転時間を設定し，脂肪の横磁化がない状態で信号を収集する．

フロー増強効果

フローで移動するスピンが移動しないスピンと異なる信号を発生することを利用する．たとえば位相コントラストMR血管撮像はそのひとつで（→48章），フローとそれ以外のCN比が非常に大きくなり，血管を明瞭に描出できる（図40.3）．

T2強調

T2強調は，正常組織と病変のCN比を大きくするのに有用である．多くの病変は水を多く含むためT2強調像で高信号となり，T1強調像，プロトン密度強調像よりも明瞭であることが多い．

CN比を向上させるために，他の要素を犠牲にせざるをえない場合もある．たとえば肝臓のT1強調像では，病変が正常組織と等信号であることが多い．TEを非常に長くした脂肪抑制併用T2強調像では，病変（高信号）と正常肝組織（低信号）のCN比が向上するが，SN比の低下，空間分解能の低下，撮像時間の延長を伴うことが多い．

表40.1　キーポイント

- CN比は隣接する領域のSN比の差である．
- 病変と周囲の正常組織，隣接する異なる組織を明瞭に描出するためにCN比を最大化することが重要である．
- CN比は，病変あるいは目的とする組織の信号を増強することにより向上できる（造影剤の使用，T2強調，フロー増強など）．
- CN比は，正常組織の信号を抑制することで向上できる（組織選択的信号抑制，MTCなど）．

41 空間分解能

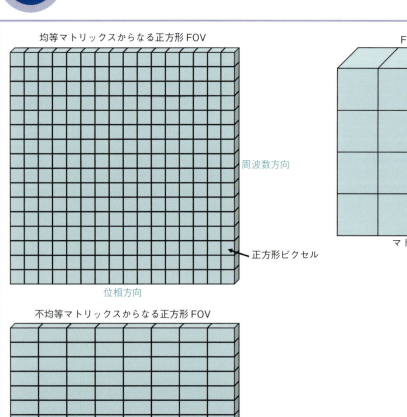

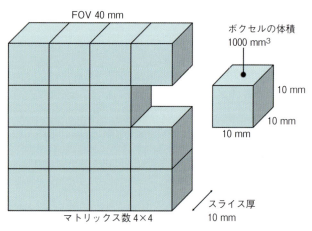

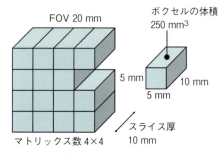

図 41.2　FOV，SN 比，分解能

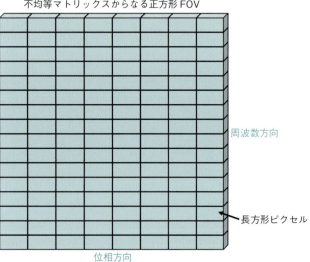

図 41.1　ピクセルの大きさ，マトリックスの大きさ
下図は上図に比べてボクセルが大きいので SN 比に優れるが，空間分解能には劣る．

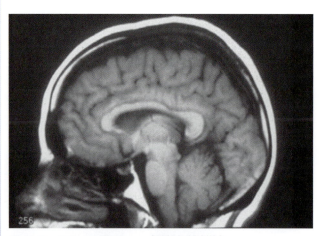

図 41.3　スライス厚 10 mm（頭部矢状断像）

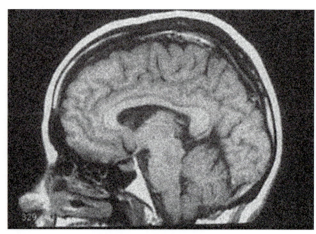

図 41.4　スライス厚 3 mm（頭部矢状断像）
図 41.3 に比べてスライス方向の空間分解能は高いが，SN 比は劣る．

空間分解能(spatial resolution)は，接近した2点を識別する能力で，もっぱらボクセルの大きさによって決まる．

撮像範囲はスライスに分割される．

- 各スライスは，**撮像視野**(field of view：**FOV**)として定義される(→31章)．
- FOVは**ピクセル**に分割され，個々の大きさは**撮像マトリックス**により決まる．
- **ボクセル**は，ピクセルにスライス厚を考えたものである．したがって，ボクセルの体積は以下の3つで決まる．
- スライス厚
- FOV
- 撮像マトリックス数

ボクセルの体積とSN比

ボクセルの大きさは，信号の大きさに比例する．大きなボクセルには小さなボクセルよりたくさんのスピンがあるので，大きな信号が発生する．したがって，FOV，撮像マトリックス，スライス厚にかかわらず，ボクセルが大きいほどSN比は大きくなる．しかしボクセルが大きければ，空間分解能は低下する．つまり，SN比と分解能の間には直接的な相関関係がある．

ボクセルの体積と空間分解能

ボクセルが小さければ，近接する2点が別のボクセルに存在する確率が大きくなり，したがって互いに識別できる確率も大きくなる．ボクセルの3辺いずれの大きさを変化しても空間分解能に影響し，ボクセルの大きさとSN比には直接的な相関関係がある(→発展事項7，付録1)．

撮像マトリックス数とSN比

周波数方向，位相方向の撮像マトリックス数を変化させると，それぞれの方向のピクセル(ボクセル)の大きさが変化する．FOV一定のとき，マトリックス数を小さくすれば，個々のピクセルは大きくなる．この結果，SN比は向上する．位相方向マトリックスを変化させる場合は，撮像時間にも影響が及ぶ(表36.1，表39.1)．

撮像マトリックス数と空間分解能

撮像マトリックス数を変化させると，ピクセル数が変化する．FOV一定のとき，マトリックス数を増やせば，ピクセル(ボクセル)は小さくなる．この結果，空間分解能は向上し，SN比は低下する．位相方向マトリックスを変化させる場合は，撮像時間にも影響が及ぶ(→発展事項13，図41.1)．

FOVと空間分解能

図41.2は，非現実的なモデルだが，FOV 40 mm，撮像マトリックス4×4，スライス厚10 mmの撮像ボリュームを示す．この場合，ボクセルの体積は1000 mm^3である．FOVを1/2の20 mmとすると，ボクセルの体積は1/4，したがってSN比も1/4となるが，空間分解能は周波数方向，位相方向ともに2倍になる．

FOVを小さくするとピクセルの大きさは2辺とも小さくなり，ボクセルの体積は非常に小さくなる．したがって，FOVの縮小は，SN比に大きな変化をもたらす．小さなコイルの場合は局所的なSN比が向上するので，FOVの縮小も問題ないが，大きなコイルの場合はSN比が著しく低下するので，NSAを増やすなどの補償が必要である．

スライス厚とSN比

スライス厚を変化させると，それに比例してボクセルの体積が変化し，SN比，空間分解能が変化する．図41.3では，スライス厚10 mmで，SN比はよいが部分容積効果のためにスライス方向の分解能は低い．図41.4はスライス厚を3 mmにした結果，ボクセルの体積が小さいのでSN比は低いが，スライス方向の空間分解能は改善している．ピクセルの面積，スライス内の空間分解能は変化しない．

表41.1 キーポイント
・空間分解能は，接近した2点を識別する能力である．
・空間分解能は，ボクセルが小さいほど高く，したがって小さなFOV，薄いスライス，大きなマトリックス数で向上する．
・ボクセルが小さいほどSN比は低下する．
(空間分解能と他の要素の関係について→付録1)

42 化学シフトアーチファクト

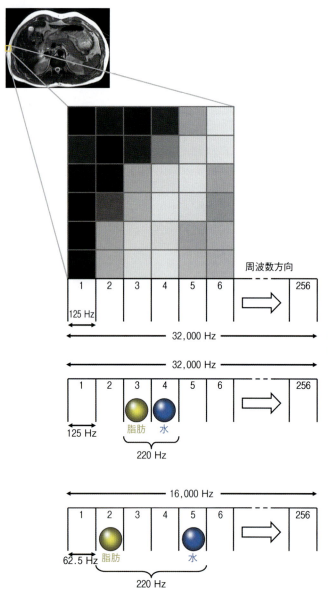

図 42.1 化学シフトと受信バンド幅の関係
受信バンド幅が狭いとピクセルあたりのバンド幅も狭くなり、脂肪と水がエンコードされる位置のズレが大きくなる。このズレを化学シフトアーチファクトという。

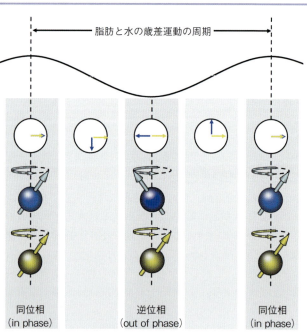

図 42.2 脂肪と水の歳差運動の周期
脂肪と水の位相は周期的に同位相、逆位相になる。同じボクセル内に水、脂肪が共存すると、逆位相のときは無信号となる。これを逆位相アーチファクトという。

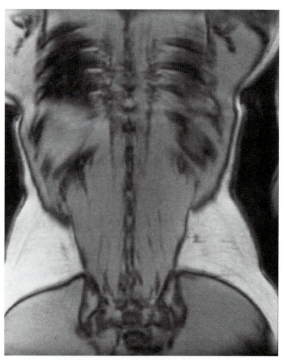

図 42.3 逆位相アーチファクト(out-of-phase artifact)
腹部の脂肪組織と筋肉の境界に黒い縁取りがみえる。

脂肪と水は，同じ磁場強度にあってもわずかに異なる周波数で歳差運動をしている．これは，それぞれの水素原子の環境が非常に異なるためである(→6章)．水分子の水素原子は，酸素原子と結合している．脂肪分子の水素原子は炭素原子と結合している．このように化学環境が異なるため，脂肪分子の水素原子の歳差運動周波数は水よりもやや低い．この歳差運動周波数の違いは，**化学シフト**(chemical shift)とよばれ，2種類のアーチファクトの原因となる．

化学シフトアーチファクト

化学シフトアーチファクト(chemical shift artifact)は，脂肪と水の境界において，両者の共鳴周波数の違いのために周波数エンコード方向に信号のズレを生じるものである．その程度は，静磁場強度に依存し，磁場強度が高いほどズレが大きい．化学シフトアーチファクトは受信バンド幅にも依存するが，これはSN比にも影響する(→39章)．**受信バンド幅**は，FOVの周波数方向のピクセルの並びに割り当てられる周波数帯で，中心周波数の両側に狭い幅をもつ(→34章)．通常kHzの単位で表示され，1.5T装置の場合，たとえば中心周波数の両側に±16 kHzに設定され，この場合，周波数方向のマトリックスの大きさが256であれば，各ピクセルには125 Hzのバンド幅が割り当てられ，マトリックス512ならば62.5 Hzとなる(表42.1)．脂肪と水が同じ位置にあっても，周波数エンコードによって脂肪のプロトンは水のプロトンよりも，画像上で数Hz低い周波数に割り当てられる．このため実際には同じ場所にある脂肪と水が，画像上では異なるピクセルに割り当てられてズレを生ずる．このズレが化学シフトアーチファクトである．受信バンド幅が狭くなると，ピクセル数は同じでも割り当てられる周波数幅が小さくなるので，化学シフトアーチファクトは大きくなる(図42.1，→発展事項4)．

表42.1 化学シフトに関する公式

- $\omega_{csf} = \omega_0 \times C_s$
  1.5Tでは，ラーモア周波数は63.86 MHzなので，脂肪と水の化学シフトは220 Hzとなる．

- $CS_p = C_s \times \gamma \times B_0 \times FOV/(RBW/Matrix(f))$
  脂肪と水の化学シフトによるピクセルのズレをmm単位で表示．実際のピクセル数のズレは，この式からFOVを除いた数値となる．

ω_{csf}：脂肪と水の共鳴周波数の差(化学シフト)(Hz)，ω_0：歳差運動周波数(Hz)，C_s：化学シフト(3.5 ppm)，CS_p：化学シフト(mm)，γ：磁気回転比(MHz/T)，B_0：静磁場強度(T)，RBW：受信バンド幅(Hz)，Matrix(f)：周波数方向のマトリックス数

画像所見

化学シフトアーチファクトは，脂肪と水の境界の低信号帯として現れる．腎臓(周囲を脂肪組織が取り囲む)，眼窩(球後脂肪組織がある)，椎体(脂肪に富む骨髄がある)はその例である．

対策

- 低磁場装置を使う．
- STIR，SPAIR，水励起などの方法で脂肪あるいは水の信号を抑制する(→16章，40章)．
- 受信バンド幅を広くする．ただしSN比が低下する(→34章)．

逆位相アーチファクト

逆位相アーチファクト(out-of-phase artifact)†は，脂肪と水の位相が周期的に同位相(in phase)，あるいは逆位相(out of phase)になるために発生する(図42.2)．これは，異なる速度で動く時計の2本の針に例えられ，針は重なったり反対向きになったりする．脂肪と水の磁気モーメントが反対を向いた逆位相の状態では，互いに打ち消しあって無信号となる．この状態で撮像すると，逆位相アーチファクトが発生する．脂肪と水の位相は周期的に一致して同位相となり，その周期は周波数の差，すなわち静磁場強度によって異なる．1.5T装置ではこの周期は約4.5msであるが，低磁場装置では短く，高磁場装置では長い(→40章)．

画像所見

逆位相アーチファクトは，解剖学的構造の辺縁に非対称に発生する(図42.3)．脂肪と水を含む構造の周囲の黒い縁取りとして，周波数エンコード方向，位相エンコード方向のいずれにも発生し，特にGRE法で目立つ．これはGREでは位相ズレを補正できないからである．

対策

- RFパルスでリフェーズするSE，FSEを使用する．
- 脂肪と水が同位相になるようなTEを選ぶ．

Dixon法は，脂肪と水が反位相となるようなTEを選択する方法である．よって，脂肪の信号は抑制される．この方法は，1つのボクセルに水と脂肪が共存する場合に有効である(→40章)．

巻末に，本章の復習問題を掲載．

表42.2 キーポイント

- 脂肪と水の歳差運動周波数(ラーモア周波数)は異なる．その差は3.5 ppmで，これを化学シフトという．
- 化学シフトは，画像の周波数エンコード方向に，脂肪と水の信号のズレを生ずる(化学シフトアーチファクト)．その大きさは静磁場強度，受信バンド幅，FOVによって異なる．
- 化学シフトにより，脂肪と水の位相が周期的に同位相あるいは逆位相となる．逆位相状態で撮像すると，脂肪の信号を抑制できる．
(アーチファクトとその対策→付録2)

---

†訳注：逆位相アーチファクト
前出の化学シフトアーチファクトに対して，第2種化学シフトアーチファクト(chemical shift artifact of the 2nd kind)ともいう．

本章に関連する動画(アニメーション7.1)は，以下のURLからアクセスできる．
http://www.medsi.co.jp/movie/MRIbasic/

43 位相のミスマップ

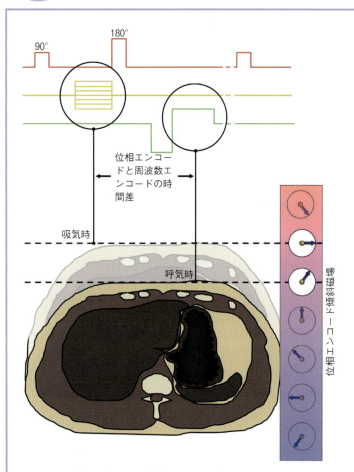

図 43.1 呼吸運動による位相ミスマップ

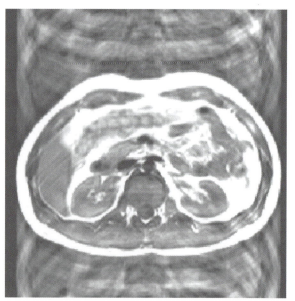

図 43.2 呼吸運動下の腹部横断像
位相ミスマップが認められる．

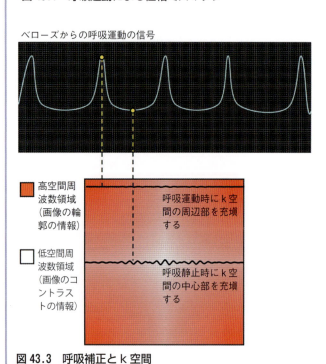

図 43.3 呼吸補正と k 空間

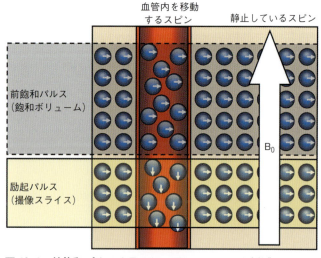

図 43.4 前飽和パルスよるフローアーチファクト低減

体動アーチファクト(motion artifact)は，位相エンコード傾斜磁場と周波数エンコード傾斜磁場の間の運動により起こる場合，および連続する位相エンコード傾斜磁場間の運動による場合がある(→発展事項12)．

この期間中に解剖学的構造が動くと，割り当てられる位相値が変化し，画像上で間違った位置にマップされる．このアーチファクトを，**ゴースト**(ghosting)あるいは**位相ミスマップ**(phase mismapping)といい，位相エンコード方向に発生する．

最も多い原因は呼吸運動で，位相エンコード方向に胸壁，腹壁が動くために位相ミスマップが起こる(図43.1)．このほか動脈壁，静脈壁の拍動性運動も多い原因である．このように規則正しい動きは周期的運動(periodic motion)という．撮像中の患者の突然の動きはこれとは別で，このようなことがないように，慎重な位置決めと固定が必要である．

画像所見

輪郭のボケ(ブラーリング blurring)，同じ構造が複数出現するゴースト(ghosting)などとして認められる(図43.2)．

対策

位相ミスマップの補正には，いろいろな方法がある．以下にいくつかを示す．

呼吸補正

呼吸運動による位相ミスマップを特異的に補正する方法である．最も簡単なものは，患者の胸部に空気のはいったベローズ(bellows)を巻き付け，吸気・呼気に伴うベローズの伸縮による空気の出入りをトランスデューサによって電気信号波形に変換する方法である．これをもとに，胸壁の動きが大きいときのデータが位相エンコード傾斜磁場が大きい部分に，動きが小さいときのデータが傾斜磁場が小さい部分に相当するように，k空間上のデータを並べ直す(図43.3)．これによってk空間のデータの周期性を除去し，アーチファクトを低減することができる[†1]．

この他の方法として，撮像中に呼吸を止めさせる**息止め法**(breath-holding)，胸壁の動きをモニターして動きがないときだけ撮像する**呼吸トリガー法**(respiratory triggering)がある．このような方法では，呼吸数が撮像時間を左右する．変法として，矢状断像あるいは冠状断像で横隔膜上に小さな関心領域を設定し，これによって横隔膜の動きをモニターしながら撮像する方法(**navigator echo 法**[†2])もある．

心拍ゲート法・脈拍ゲート法

心拍ゲート法(cardiac gating)，脈拍ゲート法(peripheral gating)は，電極やセンサーから得られる患者の心電図，心拍の情報を利用する方法である．各スライスのデータを各心周期の同じ位相から得ることにより，心拍による位相ミスマップを低減する．心拍ゲート法は心臓や大血管の撮像に，脈拍ゲート法は脳脊髄液のアーチファクト除去に用いられる．

前飽和法(プレサチュレーション)

前飽和法(presaturation)は，FOV外の組織に事前に先行パルスとして90°パルスを照射する方法である．照射する部分を，**前飽和帯**(presaturation band)という．血流中のスピンはこれにより飽和されているので，撮像領域内に流入しても無信号となるので，アーチファクトの原因とならない(図43.4)．前飽和パルスを使うとRF波が増えるので，SARが上昇する(→54章)．

フロー補正法

フロー補正法(gradient moment nulling, flow compensation)は，傾斜磁場の方向に移動するスピンの位相を，特別な傾斜磁場を追加することによって補正する方法である(→53章)．これによって，移動するスピンの位相は本来の傾斜磁場によって変化せず，位相ミスマップが低減する．移動するスピンの位相は揃っているので，フローが高信号となる．ただし，余分な傾斜磁場を使用するため，最短TEが延長する．

平均加算回数の増加

平均加算回数(NSA，NEX)(→39章)を大きくすると，雑音が平均加算されて位相ミスマップは低減する．位相ミスマップは雑音の一種なので，これを平均加算することにより減少する(→発展事項9)．たとえば，プロペラ法によるk空間充填では，撮像全体にわたってk空間の中心部の信号が平均加算されるために，体動アーチファクトが減少する．

位相方向，周波数方向をスワップすると，関心領域のアーチファクトを避けることができるが，位相ミスマップを除くことはできない．単に場所が移動するだけなので，アーチファクト対策とはならない(→発展事項2)．

その他の対策

- 腸管運動は，鎮痙剤の投与で低減できる．
- 眼球運動は，特定の場所を固視するように指示すると低減できる．

巻末に，本章の復習問題を掲載．

[†1] 訳注：呼吸補正法
連続収集したデータを呼吸の位相によってk空間上に再配置するROPE (Respiratory Ordered Phase Encoding)法を基本とする方法．GE，東芝のRC (Respiratory Comp)などがこれに相当する．原則としてFSEと併用できない(→15章)．

[†2] 訳注：navigator echo
横隔膜の位置に肝頂部をまたいで頭尾方向に細長い長方形領域を設定し，肺/肝境界の呼吸移動による1次元情報を得て呼吸運動の指標とする．肝臓の動きに応じて，データ収集をオン，オフするのが一般的である．

表43.1 キーポイント

- 位相ミスマップ(ゴースト，体動アーチファクト)は周期的な動きによって発生し，おもに位相エンコード間のスピンの動きによる．
- 呼吸運動，血管や脳脊髄液の拍動に起因するものが多い．
- 呼吸補正，心拍/脈拍ゲート法，前飽和法，フロー補正法などがアーチファクト対策に用いられる．
(アーチファクトとその対策→付録2)

本章に関連する動画(アニメーション6.3)は，以下のURLからアクセスできる．
http://www.medsi.co.jp/movie/MRIbasic/

44 折り返しアーチファクト

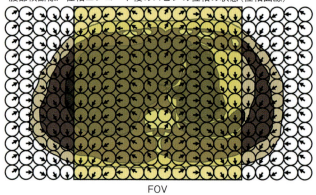

腹部横断像．位相エンコード後のスピンの位相の状態（位相曲線）

FOV

FOV外のスピン，FOV内のスピンが，同じ位相をもっている（赤，青の部分）．このため両者を区別できず，FOV外の部分がFOV内の画像に重なって表示される．

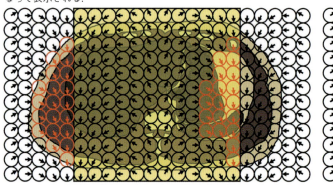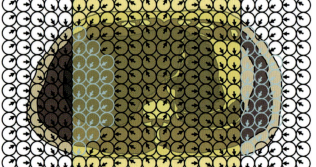

図44.1 折り返しアーチファクト

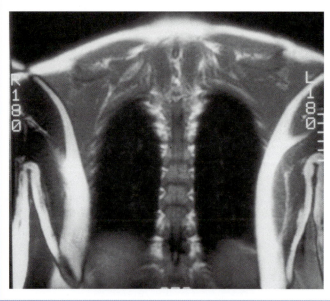

図44.2 折り返しアーチファクト（胸部冠状断像）

折り返し(aliasing)は，データ数の収集不足(アンダーサンプリング)が原因である．データを充分たくさん収集しないと，画像を正確に再現できない．これは，k空間上で，コイル内のFOV外の組織からの信号をFOV内の信号から正確に区別できなくなるためである．コイル内の組織はすべて信号を発生するが，画像再構成に使うのはFOV内のものだけである．k空間上のデータが不足すると，FOV外の構造がFOV内に折り重なって画質を損ねる結果となる．

周波数方向の折り返し

FOVの周波数エンコード方向については，ナイキストの定理が守られていれば折り返しは起こらない(→34章)．つまり，FOVからのMR信号が含む最高周波数の2倍以上の周波数でデータを収集すれば，折り返しを避けることができる．さらに，不要な周波数を除去するためにローパスフィルタが使用される．

位相方向の折り返し

位相方向の折り返しは，受信コイル内にあって信号を発生する解剖学的構造が，位相方向のFOV外に存在するときに発生する．FOV内では，0～360°の有限な位相値が，「位相曲線」として位相方向の距離に割り当てられているが，信号を発生する解剖学的構造がFOV外にあると，これがその両側で繰り返される．位相値は有限なので，FOV外からの信号がFOV内からの構造と同じ位相値をもつことになり，位相曲線上で同じ位置にあるものと解釈されてしまう．つまり，FOV内外で位相値が重複する状態である(図44.1)．これは，データ数の収集不足で，データポイントが足りないためにk空間上でMR信号を位相方向に正確にエンコードできないことによる．

画像所見

位相方向で，FOV外の解剖学的構造が，画像に折り重なって表示される．**エイリアシング**(aliasing)ともいう．画像の一方の側の構造が反対側に重なり(図44.2)，画像を著しく損なうこともある(→発展事項2)．

対策

位相方向の折り返しは，次のような方法で軽減，回避できる．
- FOVをコイルの受信感度ぎりぎりまで大きくする．
- 偽像の原因となる部位に空間的前飽和パルスをかけて信号を消す．
- オーバーサンプリング(以下に詳述)

オーバーサンプリング(over-sampling)は，位相方向のデータ収集を通常より増やす方法で，**折り返し防止**(anti-aliasing)オプションとして組み込まれている．データ収集に際して，FOVを位相方向に拡大し，位相曲線を拡大FOVにまで延長する．これによって折り返しは起こりにくくなるが，位相エンコードステップ数が増えるので，撮像時間は延長する．これを補償するために，平均加算回数(NSA)を自動的に減らす装置もある．この方法では，FOVの拡大部分は捨て，真ん中の本来のFOVのみを表示する．NSAを減らすことで，撮像時間，信号強度，空間分解能は変化しないが，体動の影響を受けやすくなる(→43章)．

装置によっては，FOVを位相方向に拡大するだけの場合もある．この場合は，撮像時間がそれに比例して延長するが，オペレータの判断でNSAを減らして撮像時間を調整することもできる．NSAの減少によるSN比の低下は，データ数の増加で補償される(→発展事項9)．

知ってましたか？

ナイキスト定理によれば，信号を正確に再現するには，サンプリング周波数は信号が含む最高周波数の少なくとも2倍必要である．MR信号は無数の周波数を含んでいる．データ収集に際して得られる周波数の幅を**受信バンド幅**といい，サンプリング周波数はこの受信バンド幅の最も高い周波数の2倍必要である．受信バンド幅は，通常，中心周波数±いくつという形で表示する．たとえば±16 kHzであれば，全体の受信バンド幅は32 kHzである．ナイキスト定理を満たすには，サンプリング周波数は2×16 kHz(＝受信バンド幅の最高周波数)，すなわち32 kHz必要である．受信バンド幅は，このサンプリング周波数と同じ値となる．したがって，サンプリング周波数は受信バンド幅を変更することでコントロールできる(→34章)．

サンプリング周波数がこの周波数よりも小さいと折り返しが発生する．映画の広告で自動車の車輪や，古い西部劇の映画で幌馬車の車輪が，止まっているようにみえたり，逆回転しているようにみえることがあるが，これはカメラのフレーム数が実際の車輪の回転に追いついていないためで，MRIの折り返しと同じ原理である．

巻末に，本章の復習問題を掲載．

表44.1 キーポイント

- 折り返しは，MR信号のデータ数の収集不足(アンダーサンプリング)によって起こる．
- データ数が不足すると，正確に画像を再現できない．
- 周波数エンコード方向の折り返しは，サンプリング周波数をMR信号に含まれる最も高い周波数の2倍以上とし，ローパスフィルタを併用することで回避できる．
- 位相エンコード方向の折り返しは，折り返し防止ソフトウェアで対応できる．
(アーチファクトとその対策→付録2)

その他のアーチファクト

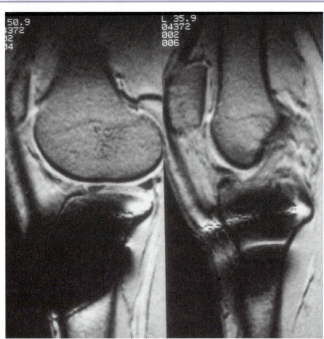

図 45.1　磁化率アーチファクト
GRE 法による膝関節矢状断像．金属スクリューによる強い磁化率アーチファクトが認められる．

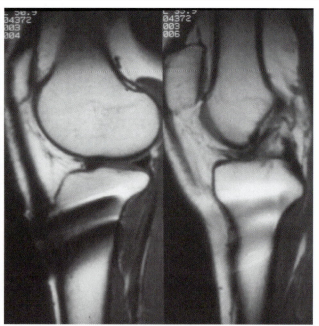

図 45.2　同じ症例，SE 法による撮像
RF パルスによるリフェーズで磁化率の差による位相のズレが補正されるため，磁化率アーチファクトが低減している．

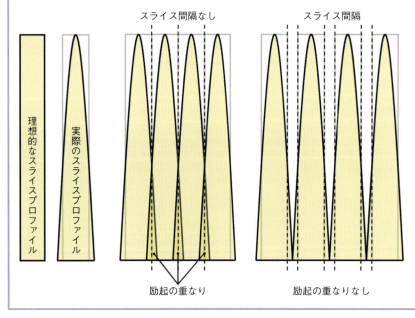

図 45.3　クロストーク
実際のスライスプロファイルは完全な矩形でないので，スライス間隔（ギャップ）が狭いとクロストークが起きる．

磁化率アーチファクト

磁場に置かれたときに磁化される程度(=磁化率 magnetic susceptibility)は，組織によってすべて異なり，これが**磁化率アーチファクト**の原因となる(→1章)．組織によってスピンの歳差運動の周波数，位相に差があるために，磁化率が大きく異なる組織の境界でディフェーズが起こり，信号が失われる結果となる．

画像所見

磁化率アーチファクトは，信号の消失，異常な高信号，さらに構造の歪みなどの形で現れる．術後の金属製異物が体内にある患者をGRE法で撮像する場合にしばしば認められる．これは，GREはこのような磁場の不均一を補正できないからである(図45.1)．このほか術後でなくとも，錐体骨と脳の境界面のような解剖学的構造によっても発生する．出血は磁化率アーチファクトの一因となるので，急性期出血，陳旧性出血性病変の検出に当たっては臨床的に役立つこともある．

対策

RFパルスによるリフェーズが可能なSE法，FSE法などを使用する(図45.2)．外せる金属物質は，検査前にできるだけ除去する．

クロストーク

クロストーク(cross-talk)は，RFパルスにより励起されるスライスの形状(スライスプロファイル)が完全な矩形ではないことに起因するアーチファクトである(→28章)．スライスの両側に広い裾野(サイドローブ side lobe)があるため(図45.3)，2つのスライスが隣接している場合，それぞれ重なりあう部分のスピンが飽和され，実質的なTRが短縮されることになる．

画像所見

隣接するスライスの画像コントラストが変化する．すなわち飽和効果のためT1強調が強くなり，SN比が低下する．

対策

スライス間に間隔(ギャップ)を置くことにより，RF励起パルスが重ならないようにする．しかし，スライス間の解剖学的情報が失われることにもなるので，その大きさは慎重に決定する必要がある．スライス厚に対して30%のギャップの方が，10%のギャップよりも適切といえるが，波形を調整したRFパルス(tailored RF pulse)が使える場合はこの限りではない．

スライスの**インターリーブ**(interleave)あるいはコンカティネーション(concatenation)も有用である．これは2回に分けて撮像するもので，たとえば1回目に奇数スライス，2回目に偶数スライスを撮像する．このため撮像時間は2倍になるが，各回の撮像枚数は通常の半分なので，TRを短縮することができる．この方法では，スライス1枚分の厚さのスライス間ギャップができるので，クロストークを軽減できる．ほとんどのMRI装置では，より正確なスライスプロファイルをつくれるよう波形を調整したRFパルスが利用可能で，その場合はギャップを10%程度にすることができるが，信号強度が低下する場合がある．

打ち切りアーチファクト

打ち切りアーチファクト(truncation artifact)は，データ収集数の不足(アンダーサンプリング)のためk空間のラインが不足することに起因する．これは，位相方向マトリックスが小さい場合，あるいは部分フーリエ法(→38章)のようにk空間の一部のみを充填する場合に起こる．k空間のデータが不足すると，高信号部分と低信号部分の境界を正確に再現することができず，帯状のアーチファクトが発生する．

画像所見

高信号の部分と低信号の部分の境界に帯状のアーチファクトが生ずる．たとえば，T1強調像，プロトン密度強調像で，非常に高信号の皮下脂肪と，非常に低信号の頭蓋骨との境界に認められる．位相方向に，高信号内に帯状の低信号が認められる．

対策

位相エンコードステップ数を増やす．部分フーリエ法(→38章)を避ける．

ジッパーアーチファクト

ジッパーアーチファクト(zipper artifact)は，検査室内に外部から電磁波が侵入し，患者から発生する微弱なRF波に干渉して発生する．通常は検査室のRFシールドに漏洩があり，特定の周波数のRF波が侵入することによって起こる．

画像所見

画像の周波数エンコード方向に線状に発生する．その位置は漏洩電磁波の周波数によって異なる．

対策

電磁波漏洩の原因を調べて修理する必要がある．
巻末に，本章の復習問題を掲載．

表45.1　キーポイント

- 磁化率アーチファクト：組織によって磁化率が異なることに起因する．SE法を使用することにより低減できる．GRE法による出血の検出など，臨床的に有用な場合もある．
- 打ち切りアーチファクト：位相方向のデータ収集不足による．データ数を増やすことで軽減できる．
- クロストーク：RF励起パルスにより励起されるスライスプロファイルが正確に矩形でないことに起因する．スライス間にギャップを設けることで軽減できる．
（アーチファクトとその対策→付録2）

Chapter 46 フロー現象

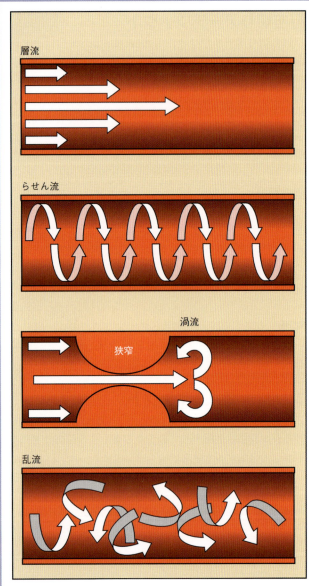

図46.1 いろいろなフロー

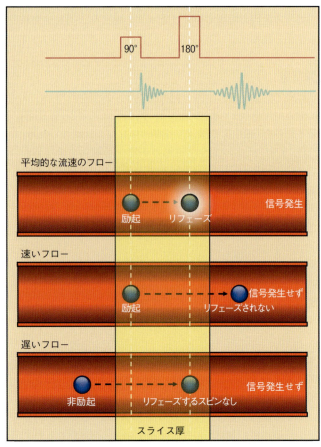

図46.2 高速度信号損失(high velocity signal loss)

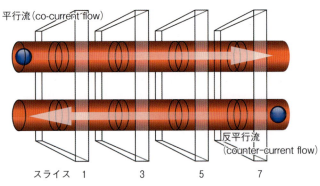

図46.3 平行流と反平行流

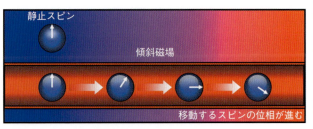

図46.4 ボクセル内位相分散(intravoxel dephasing)

†1 訳注:TOF現象と撮像法
　TOF現象のうち,流入スライス現象は,SE法,GRE法いずれにも発生する.一方,高速度信号損失(high velocity signal loss)は,180°パルスの存在による現象なので,SE法に固有の現象である.

†2 訳注:ボクセル内位相分散
　ボクセル内のスピンの位相が分散する(インコヒーレントになる)状態で,より一般的な名称としてIVIM(intravoxel incoherent motion)が使われる.

層流(laminar flow)は，脈管内の部位によって速度が異なるが，時間的には一定のフローである．流速は脈管の中心部で最も速く，これは壁の近くでは抵抗により流速が低下するためである．ただし，断面内の速度分布は一定である．

乱流(turbulent flow)は，流速が時間的にランダムに変化し，また断面内の速度分布も不規則に変化する．

渦流(vortex flow)は，初めは層流であるが，狭窄部を通過すると中心部は流速が増加し，壁に近い部分はらせん流となる(図46.1，表46.1)．

表46.1 フロー現象に関する公式

- $Re = dvm/vis$
  Re：レイノルズ数，d：密度(g/cm^3)，v：流速(cm/s)，m：血管径(cm)，vis：血液の粘度$(g/cm/s)$．
  Re が2100以下のとき層流，2100以上のとき乱流となる．

- $SI \propto 1 - v(1/2TE)/S_t$
  SI：信号強度，v：流速(cm/s)，TE：エコー時間(ms)，S_t：スライス厚(cm)．
  TOF現象のTE，スライス厚，流速との関係を示す．

- $v = S_t/TR$
  v：流速(cm/s)，S_t：スライス厚(cm)，TR：繰り返し時間(ms)．
  スライス内の飽和スピンをすべて非飽和スピンで置き換えるために必要な流速．

タイムオブフライト(TOF)現象

タイムオブフライト(time-of-flight：TOF)現象には，下記のようなものがある[†1]．

高速度信号損失

SE法でMR信号が発生するには，スピンが励起パルス(90°)とリフェーズパルス(180°)の双方を経験する必要がある．静止スピンは常に両者を経験する．しかし血流があると，励起時に撮像面内にあるスピンでも，リフェーズ前に撮像面から流れ去ってしまうことがあり，励起パルスだけを受けてリフェーズパルスを経験しないと信号は発生しない．またスピンが励起されずにリフェーズパルスのみ経験する場合も，信号は発生しない(図46.2)．これを**高速度信号損失**(high velocity signal loss)という．

速い血流による信号低下を促進するパラメータ：
- 流速上昇
- TE延長
- スライス厚減少

流入スライス現象

流入スライス現象(entry slice phenomenon)は，**インフロー効果**(in-flow effect)あるいは**フロー関連増強効果**(flow-related enhancement)ともいい，スピン励起の履歴に関連する現象である[†1]．

スライス内で静止しているスピンは，RFパルスを繰り返し経験するので飽和している．これに対して，スライスに垂直に流入するスピンは，励起時にスライス内に存在しないため繰り返しパルスをまだ経験しておらず「新鮮」なので，より大きな信号を発生する．これが流入スライス現象である．実際には，撮像部位の上流にある1枚目のスライスで最も顕著で，それより下流のスライスではスピンがそこに達するまでにRFパルスを繰り返し受けているので効果は薄れ目立たなくなる．

流入スライス現象を増強するパラメータ：
- TR延長
- スライス厚減少
- 流速上昇
- フローの向き(下記)

フローの向き

平行流(co-current flow)：スライス選択の方向と同方向に流れるフロー．スライスからスライスに移動するスピンをRFパルスが追いかけるため，スピンはRFパルスを繰り返し受けやすいので，早期に飽和して流入スライス現象が急速に減弱する．

反平行流(counter-current flow)：スライスの方向と反対方向に流れるフロー．スピンはRFパルスを繰り返し受けることが少ないので(図46.3)，新鮮な状態に保たれる．このため，流入スライス現象があまり減弱せず，奥の方のスライスまで持続しやすい．

ボクセル内位相分散

傾斜磁場の方向に移動するフローのスピンは，その方向によって歳差運動周波数が急速に増加あるいは低下し，位相が進行あるいは遅延する(図46.4)．1つのボクセル内に静止しているスピンと移動しているスピンが共存していると，移動しているスピンは傾斜磁場に沿って位相が変化するのでボクセル内に位相のばらつきを生じ，これがボクセル内のMR信号を減弱させる原因となる．この現象を**ボクセル内位相分散**(intra-voxel dephasing)という[†2]．

表46.2 キーポイント

- フロー現象には，TOF現象(高速度信号損失，流入スライス現象)，ボクセル内位相分散などがある．
- 高速度信号損失はSE法で認められ，移動するスピンが励起されない，あるいはリフェーズされないことにより発生し，流速，スライス厚，TEに依存する．
- 流入スライス現象は，励起の繰り返しによるスピンの飽和に起因し，おもに流速，TR，(スライス励起順に対する)流れの方向に依存する．
- ボクセル内位相分散は，傾斜磁場の方向に移動するフローのスピンの位相が，同じボクセル内の静止スピンに比べて変化することによって起こる．TE，TRに依存する．
(アーチファクトとその対策→付録2)

本章に関連する動画(アニメーション6.1，6.2，6.3)は，以下のURLからアクセスできる．
http://www.medsi.co.jp/movie/MRIbasic/

47 タイムオブフライト法 MRA

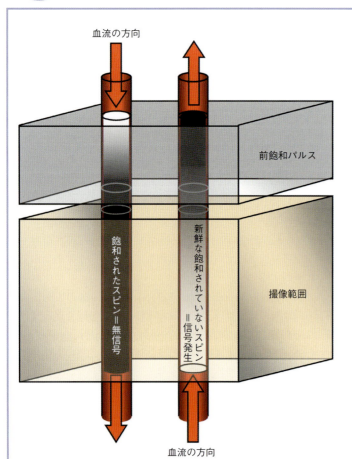

図 47.1　撮像領域と前飽和

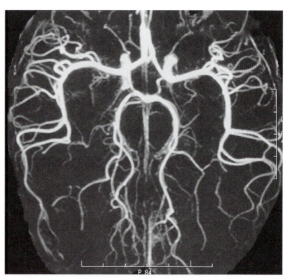

図 47.3　3D TOF MRA（4歳，正常像）

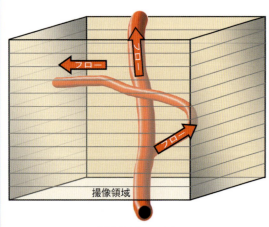

図 47.2　フローと撮像領域の関係
TOF 法 MRA は，撮像領域と垂直方向のフローには鋭敏だが，面内のフローは飽和されるため信号が弱い．

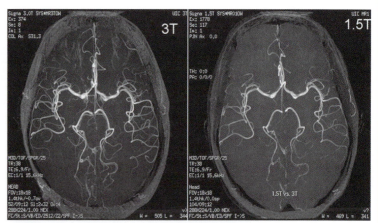

図 47.4　3D TOF MRA．1.5T と 3T の比較
3T 装置（左図）の方が SN 比，CN 比に優れている．

原理

タイムオブフライト法によるMR血管撮像(time-of-flight MR angiography：TOF MRA)は，静止スピンの縦磁化を操作することにより血管にコントラストをつける方法である．GRE法で撮像し，フロー補正法(→43章)を併用して血流を高信号とする．TRは静止組織のT1値より充分短く設定して，T1緩和を抑制する．これによって，静止スピンを飽和し，飽和されていない新鮮なスピンのスライス流入効果(インフロー効果)により，流速の大きな血管を高信号とする(→46章)．しかしTRが短すぎると，血流のスピンも静止スピンとともに抑制されてしまい，コントラストが失われる．動脈を選択的に描出するためには，静脈の側に前飽和パルスを加える．たとえば，頸動脈を評価するときは，前飽和パルスを撮像領域の頭側にかけることにより頸部に流入する静脈の信号を抑制することができる(→43章，図47.1)．TOF MRAは，FOV内に流入するフローには鋭敏であるが，FOV内の血流は静止スピンと同程度に飽和されうる(図47.2)．

2D vs. 3D TOF MRA

TOF MRAは，2D法(スライスごとに撮像)，3D法(ボリューム撮像)，いずれも可能である．一般に3D法の方がSN比が高く，スライスの連続性があるので空間分解能も高い．しかし，TOF MRAは撮像領域内に流入するフローにのみ鋭敏なので，3D法の場合，遅いフローはボリューム内で飽和されやすい．このため，3D法は流速の速い血管(頸動脈，頭蓋内など)(図47.3，47.4)，2D法は流速が遅い血管(四肢末梢の動静脈など)に適している．

臨床応用

頸部頸動脈分岐部，四肢末梢動脈，脳静脈などには，2D TOF MRAが適している．

典型的なパラメータ設定

- TR：45 ms
- TE：最短
- フリップ角：約60°
- 短いTR，中等度のフリップ角の組み合わせで静止スピンを飽和，フローは飽和されることなく流入するようにして血流を高信号とする．

---

†1 訳注：ベネチアンブラインドアーチファクト(Venetian blind artifact)
2D TOF MRAで，拍動，呼吸運動などのために個々のスライスに小さなズレを生ずる結果，血管の輪郭にアコーディオン状の段差を生ずるアーチファクト．

†2 訳注：MOTSA (multiple overlapping thin slab acquisition)
3D TOF MRAで，撮像領域を少しずつオーバーラップした複数のスラブに分割して撮像し，撮像後にこれを合成する方法．特に広い範囲を撮像するとき，下流の信号低下を防ぐことができる．

†3 訳注：ランプパルス(ramped RF pulse)
3D TOF MRAで，撮像のボリュームの上流から下流に向けて励起パルスのフリップ角を次第に大きくする方法．フリップ角は小さいほどスピンを飽和しにくいので，下流での飽和による信号低下を防ぎ，撮像領域全体にわたって同程度の輝度を保つことができる．

- TE：短く設定して位相ミスマップを防ぐ．
- フロー補正法，目的としないフローを抑制するための前飽和パルスを併用する．

TOF MRAの長所

- T1強調(T1の短い組織は高信号となるので，造影剤による信号増強を併用できる)
- 撮像時間が短い(パラメータ設定にもよるが通常5分以内)．
- 遅いフローにも鋭敏(特に2D法)．
- ボクセル内位相分散の影響を受けにくい．

TOF MRAの短所

- T1強調(T1の短い組織は高信号となるので，出血性病変が血管と紛らわしいことがある)
- スライス面内のフローが描出されにくい(FOV内，撮像ボリューム内のフローは背景の静止組織と同程度に飽和される)．
- FOV，撮像領域内に流入する血管，流速の大きな血管のみ描出される(表47.1，47.2)．

表47.1　2D/3D TOF MRAの長所・短所

2D TOF MRAの長所	2D TOF MRAの短所
・撮像範囲が広い ・遅いフローにも鋭敏 ・T1強調	・空間分解能が低い ・撮像領域内のフローが描出されにくい ・ベネチアンブラインドアーチファクト†1

3D TOF MRAの長所	3D TOF MRAの短所
・空間分解能が高い ・T1強調	・撮像領域内のフローが描出されにくい ・撮像範囲が狭い

表47.2　TOF MRAの短所に対する対策

- 磁化率効果：短いTE，小さなボクセルを設定する．
- 背景組織の抑制不良：脂肪・水が逆位相になるTEを設定する(→40章)．磁化移動コントラスト(MTC)を利用する(→40章)．
- ベネチアンブラインドアーチファクト：息止め法を利用する．
- 撮像範囲の不足(3D)：撮像方向を変える，MOTSAを利用する†2．
- 撮像領域内フローの描出不良：ランプパルスを利用する†3，造影剤を利用する．
- 拍動の影響：心拍同期，脈拍同期を利用する．

表47.3　キーポイント

- TOF MRAは，撮像領域内に流入する非飽和スピンが静止している飽和スピンより高信号となることを利用して血管を描出する方法である．
- 前飽和パルスにより，静脈など目的としない血管の信号を抑制することができる．
- 3D法は高速の血流に，2D法は低速の血流に適している．

48 位相コントラスト法 MRA

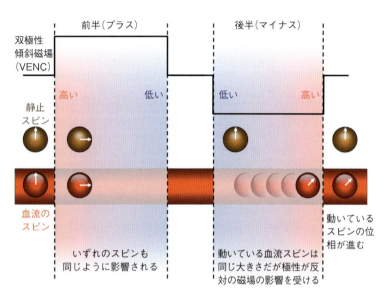

図 48.1 位相コントラスト MRA の双極性傾斜磁場

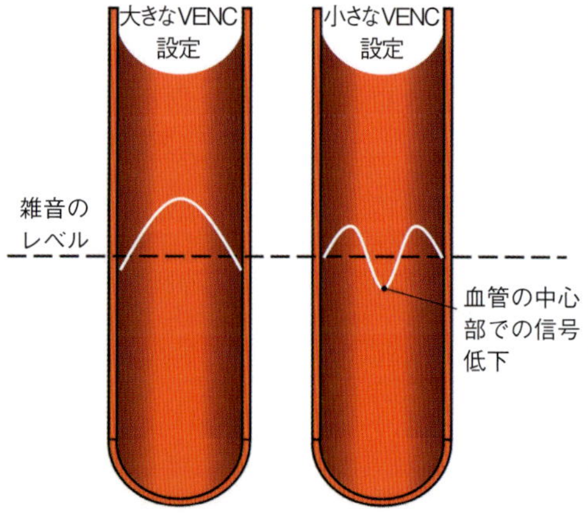

図 48.3 VENC
層流の流速は中心部で最大となるが，これより小さな VENC を設定すると速度折り返しが起こり，中心部の信号が低下することがある．

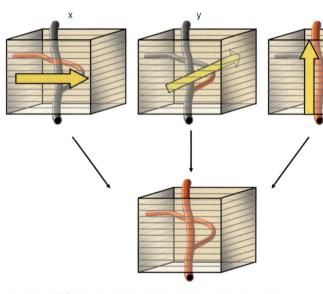

図 48.2 位相コントラスト MRA のフローエンコード軸
PC MRA 法は，TOF MRA と異なりフローエンコード軸の設定により，撮像領域内のいずれの方向のフローにも鋭敏である．これを合成して 1 枚の MRA 画像とする．

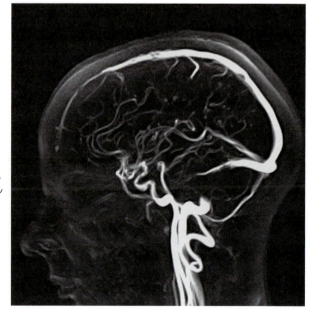

図 48.4 位相コントラスト法による脳静脈撮像

原理

位相コントラスト法 MRA(phase contrast MRA：PC MRA)は，速度によるスピンの位相の変化(位相シフト)を利用して，血管のコントラストを得る方法である．位相シフトは，(同じ大きさで極性の異なる)双極性傾斜磁場によってフローの速度を位相エンコードすることにより発生する(**フローエンコード**)．PC MRA は，FOV に流入する血流のみならず，FOV 内の血流にも鋭敏である．

励起パルスの直後，スピンの位相は揃っている．双極性傾斜磁場が加わると，静止スピン，動いているスピン，いずれにも位相シフトが起こるが，その大きさはそれぞれ異なる．このため双極性磁場を加えた後は，両者間に違いがある．すなわち，静止スピンは元の位相に復帰しているが，動いているスピンは元に戻らず位相がずれている(図 48.1)．

ここでさらにもう 1 回，先ほどとは極性を反転した双極性傾斜磁場かけると，同じことが反対向きに起こる．

1 回目と 2 回目のデータをサブトラクションすると，静止スピンの信号はゼロとなり，動いているスピンの信号だけが残る．PC MRA の画像には，振幅画像(magnitude image)と，流れの方向の情報をもつ位相画像(phase image)がある．

双極性磁場は，その方向に位相シフトを生み出す．3 軸それぞれに双極性傾斜磁場をかけることにより，x, y, z の 3 方向のフローを検出できる．これを**フローエンコード軸**(flow-encoding axis)という(図 48.2)．**VENC 値**は，双極性傾斜磁場の大きさを決めるもので，画像に反映するフローの流速をコントロールする[†]．実際の流速よりも小さな VENC 値を設定すると，**速度の折り返し**が発生し，流速が大きい血管の中心部に低信号が発生することがあるが，壁の描出は良好となる．VENC 値を大きくすると，内腔の輝度は上昇するが，壁の描出は不良となる(図 48.3)．

2D vs. 3D PC MRA

2D 法は，実用的な撮像時間で，流速，方向に関する情報を得ることができる．しかし，多方向からの画像再構築はできない．3D 法は SN 比，空間分解能に優れ，後処理によって多方向の断面を再構築できるが，撮像時間が TR, NSA, 位相エンコードステップ数，スライス数，フローエンコード軸数に応じて延長する．このため，撮像時間はしばしば長くなる(表 48.1)．

[†]訳注：VENC(velocity encoding)

撮像時に任意に設定できるパラメータで，PC MRA のフローエンコード傾斜磁場の大きさ(振幅，持続時間)を制御することにより，表示される最大の流速(cm/s)を決定する．これよりも大きな流速は，反対向きのフローと解釈される．たとえば VENC 値 30 cm/s のとき，40 cm/s のフローは反対向き，10 cm/s のフローとして表示される(30−40=−10)．これを**速度折り返し**(velocity aliasing)という．

表 48.1 PC MRA の長所・短所

長所	短所
・広範囲の流速に鋭敏	・撮像時間が長い
・撮像領域内のフローも描出できる	・乱流の影響を受けやすい
・ボクセル内位相分散が少ない	
・背景組織の抑制が良好	
・振幅画像と位相画像を得られる	

臨床応用

PC MRA は，動静脈奇形，動脈瘤，静脈閉塞，先天性血管病変，外傷性頭蓋内血管病変の評価に有用である(図 48.4)．

典型的なパラメータ設定

3D 法

- スライス数：28 枚/ボリューム，1 mm 厚
- フリップ角：20°(スライス数 60 枚のときは 15°)
- TR：25 ms 以下
- VENC：40〜60 cm/s
- フローエンコード軸：3 軸

2D 法

頭蓋内：

- TR：18〜20 ms
- フリップ角：20°
- スライス厚：20〜60 mm
- VENC：20〜30 cm/s (静脈)
- VENC：40〜60 cm/s (速いフローの描出，速度折り返しを許容)
- VENC：60〜80 cm/s (流速，方向の定量を目的とするとき)

頸動脈：

- フリップ角：20〜30°
- TR：20 ms
- VENC：40〜60 cm/s (折り返しを許容，形態情報優先)
- VENC：60〜80 cm/s (流速，方向の定量を目的とするとき)

表 48.2 キーポイント

- PC MRA は，双極性傾斜磁場を使って速度によるスピンの位相の変化(位相シフト)を検出し，フローを描出する．移動するスピンは静止スピンよりも高信号となる．
- フローエンコード傾斜磁場の大きさは VENC 値で決定する．
- VENC が実際の流速より小さいと，速度折り返しが起こる．VENC 値が大きいと，壁の描出が不良となることがある．
- 3D PC MRA は 2D PC MRA に比べて SN 比，空間分解能に優れるが，撮像時間は長い．

Chapter 49 造影 MRA

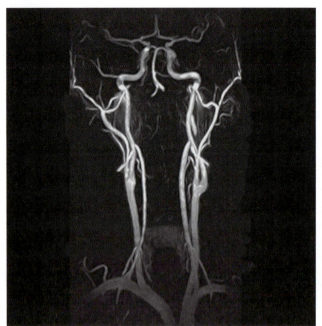

図 49.1　造影 MRA（頸動脈，椎骨動脈．冠状断像）

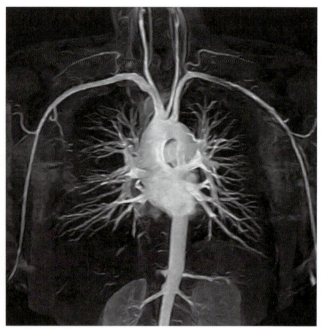

図 49.2　造影 MRA（胸部血管．冠状断像）

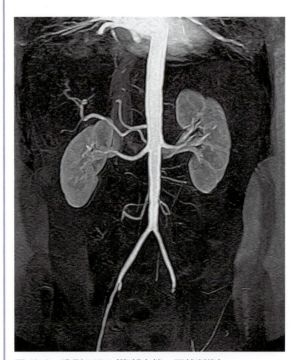

図 49.3　造影 MRA（腹部血管，冠状断像）

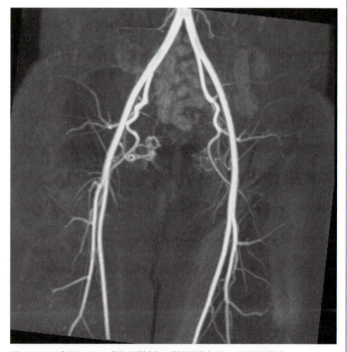

図 49.4　造影 MRA（腸骨動脈の動静脈奇形，冠状断像）

原理

ガドリニウム(gadolinium：Gd)はT1を短縮する造影剤で，血管内に充分量投与すると血液の輝度が上昇する．T1強調像を撮像すれば，造影効果を示さない周囲の組織に対して血管が高信号となる(→50章，表49.1，図49.1～49.4)．撮像時間を短くするために，インコヒーレント型GRE法を使用する(→21章，24章)．

表49.1 造影MRAの長所・短所

長所	短所
・血管の描出が容易，偽陽性が少ない	・撮像のタイミングが難しい
・追加の撮像が不要	・侵襲的，副作用のリスクがある
・慣れれば15～30分で撮像可能	・インジェクター，可動テーブルなどが必要

造影

肘窩の静脈を穿刺して，用手的あるいはインジェクターを使用して造影剤を静注する．血管が充分に造影されるために，40～60 mL(0.3 mmol/kg)が必要である†．

撮像のタイミング

造影MRA(contrast enhanced MRA：CE-MRA)では，造影のタイミングが重要である．動脈が高信号，静脈が低信号の動脈相を撮像するには，k空間の中心部のデータを，動脈内のガドリニウム濃度が高く，静脈内では低いタイミングで収集する必要がある(→38章)．

造影剤が，肘窩から撮像領域まで到達する時間は，次のパラメータで決まる．

- 静注部位からの距離
- 血管の種類(動脈，静脈)
- 流速
- 造影速度
- 撮像時間

100秒以上の長い撮像では，k空間を上から順にシーケンシャルオーダリングで充塡していく．シーケンシャルオーダリングはアーチファクトが少ない利点がある．撮像開始直後よりガドリニウムの静注を開始し，撮像の中ほどで注入を終えるが，このとき，最大注入レートを10～30秒間維持するように注意する．これにより，動脈内の最大ガドリニウム濃度が，k空間の中央部を収集するスキャンの中ほどまで持続できる．

撮像時間が短く45秒以下の場合は，タイミングがいっそう重要かつ難しくなる．最適なタイミングの決定にはいくつかの方法がある．比較的元気な患者の肘部から静注して息止め撮像を行う場合，撮像時間35～45秒として，10～12秒のディレイが一般的に適切である．したがって，静注開始10秒後から，息止め下に撮像を行えばよい．

さらに信頼性，精度の高い方法には，次のようなものがある．
- テスト造影を行って，造影剤の到達時間を正確に計測する．
- ボーラストラッキング(bolus tracking)法：大動脈の信号強度をモニターして，造影剤が到達したら撮像を開始する自動撮像法である．トラッカーパルスによって撮像部位より近位の大動脈あるいは太い血管内の信号をモニターし，造影剤による信号増加を検出したら自動的に撮像を開始する．フルオロ法といわれる，高時間分解能のナビゲータ型の方法で自動的に開始する方法もある．
- 造影タイミングが問題にならないほど高速な撮像法を用いる．

CE MRAの画像は，**最大値投影法**(maximum intensity projection：MIP)，**表面表示法**(shaded surface display：SSD)などの画像処理を加えて表示される．

MIP法は，撮像範囲の特定の線上の最大値を，2D画像のグレイスケールピクセル値として割り当てる方法である．さまざまな方向から観察できるが，画像は平面的で，解剖学的構造の前後関係の判断が難しいことがある．

SSD法(SR法：surface rendering)は，フォン方程式(Phong formula)を用いて，よりわかりやすく表示するもので，エッジを検出し，それを光源から照明されたように表示する．血管の前後関係が明瞭になる利点がある．

MIP，SSD(SR)は，TOF MRAにも同様に適用することができる(→47章)．背景組織の抑制が不充分な場合は，造影前の画像をサブトラクションする方法もある．

表49.2 キーポイント

- CE MRAは，ガドリニウム造影剤のT1短縮効果を利用して血管を描出する．
- フローの部分を高信号として，MIP法，SSD(SR)法などで表示する．
- タイミングが重要であり，ガドリニウムが到達する時期にk空間の中心部を収集する．

---

† 訳注：ガドリニウム製剤の投与量
国内で市販されているガドリニウム製剤の投与量は，いずれも0.1 mmol/kg(0.2 mL/kg)が原則で，MRAについては一部の製剤で倍量の0.2 mmol/kg(0.4 mL/kg)が認可されている．

50 造影剤

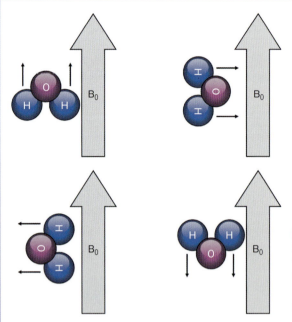

図 50.1 水分子の振動
左上の状態では水分子のもつ磁気モーメントの向きが静磁場 B_0 に一致するのでこれをわずかに増強し，右下の状態になると逆方向なのでわずかに減弱する．右上，左下の状態では B_0 に影響しない．水分子は激しく振動しているので局所磁場が変動する．造影剤は，水分子の振動状態を変化させる．

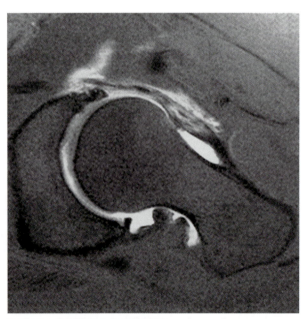

図 50.2 股関節の MR 関節造影

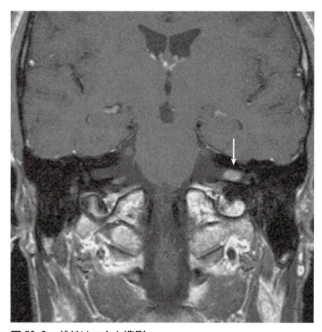

図 50.3 ガドリニウム造影
T1 強調冠状断像．小さな前庭神経鞘腫（→）．

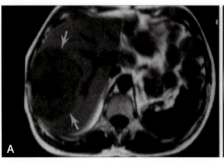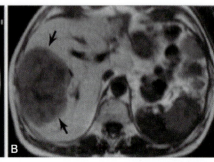

図 50.4 マンガン造影
T1 強調横断像．A：造影前，B：造影後．肝臓が造影され，病変は低信号に認められる（→）．

病変と正常組織のコントラストを増強するために，組織のT1値あるいはT2値を選択的に変化させる造影剤が使われる（→40章）．T1緩和，T2緩和ともに，スピンが経験する微視的な磁場の影響を受ける．この過程に影響を及ぼすものには，次の2つがある．
- 磁場強度
- 隣接する分子の影響によるスピンの磁気モーメントの変動

これらの分子は振動しており，その周波数は溶液に固有の性質である．これに影響を及ぼすものには，次のようなものがある．
- 磁場強度
- 溶液の粘度
- 溶液の温度

スピンが周囲のスピンや電子の影響を受けることを，**スピン-スピン相互作用**といい，T2値が短縮してT2強調像で低信号となる．水分子のプロトンの近くにガドリニウムのような大きな磁気モーメントが存在すると，**スピン-格子相互作用**によりT1値が短縮して，T1強調像で高信号となる．このT1緩和は，分子の振動周波数がラーモア周波数に近いときにより効率的に行われる（図50.1）（→7章，8章）．このようなT1値，T2値の変化の程度を，造影剤の**緩和能（relaxivity）**という[†1]．

ガドリニウム

ガドリニウム（gadolinium, Gd）は，常磁性体である．3価のランタノイド元素で，7個の不対電子をもち，周囲の水分子との距離を短縮して高速なスピンの交換を行う．大きな磁気モーメントを有し，これが水分子の周囲にあるとラーモア周波数に近い振動を引き起こす．このため，周囲の水分子のプロトンのT1値が短縮し，T1強調像で高信号となる．したがって，ガドリニウムは**T1強調造影剤**である．

キレート

ガドリニウムは希土類元素で，それ単体では体内から排泄されず，細胞膜に結合して長期的な副作用をきたす．ガドリニウムイオンは，DTPA（diethylene tiaminepentaacetic acid）のような物質（リガンド）とキレート化合物（Gd-DTPA）をつくることにより，安全に排泄されるようになる．

臨床応用

ガドリニウムは，血液脳関門（BBB）の破綻を通過することから，中枢神経系の撮像に特に有用である．このほか，さまざまな疾患に用いられる．
- 腫瘍（図50.3）
- 感染症
- 関節造影（図50.2）
- 椎間板術後
- 乳腺疾患
- 血管病変（→49章）

酸化鉄

酸化鉄（iron oxides）は，近傍のスピンの緩和時間を短縮し，正常組織の信号強度を低下させ，特にプロトン密度強調像，T2強調像で低信号となる．酸化鉄は超常磁性体（→1章）で，**T2強調造影剤**である．酸化鉄は細網内皮系に取り込まれ肝に集積する．このため正常肝は低信号となり，肝内の病変が相対的に高信号となる．

投与法

酸化鉄の推奨投与量は0.56 mg/kgである．これを100 mLの5%ブドウ糖液に希釈し，30分かけて静注する．このとき，フィルターを使って，2〜4 mmol/分で点滴する．投与数時間後に撮像する[†2]．

臨床応用

酸化鉄製剤は，肝胆道系の疾患に用いられる．

その他の造影剤

腸管を造影するために，バリウム，磁性物質，脂肪性物質などを経口造影剤として使用することがある．しかし，蠕動があるため，病変の造影効果よりもアーチファクトの原因となることが多い．鎮痙剤を使用することにより蠕動を抑制し，アーチファクトを低減することができる．そのほか，マンガン（静注，T1強調造影剤，図50.4），ヘリウム（吸引して肺の換気を評価する）なども使用される[†3]．

表50.1 キーポイント

- 造影剤は，病変と正常組織のコントラストを強調するために使用される．
- 造影剤には，T1強調造影剤，T2強調造影剤がある．
- 造影効果の程度は，緩和能（relaxivity）で示される．

[†1] 訳注：緩和能
緩和時間（T1, T2）の逆数（1/T1, 1/T2）[(mmol/L)$^{-1}$s^{-1}]．緩和度，緩和速度ともいう．単位濃度あたり緩和時間をどの程度短縮するかの目安．

[†2] 訳注：酸化鉄造影剤
この記載は，かつて使用されていたフェリデックスの投与法であるが，本邦ではその後，販売中止となった．現在，国内で認可されている酸化鉄造影剤はリゾビスト注（富士フイルム富山化学）で，原液のまま静注し，10分後から撮像できる．

[†3] 訳注：経口造影剤・その他の造影剤
本邦では，フェリセルツ（クエン酸鉄アンモニウム），ボースデル（塩化マンガン四水和物）が認可されている．いずれも陰性造影剤として，おもにMRCPに際して腸管信号を抑制する目的で用いられる．ここに記載されているその他の造影剤は，いずれも本邦では未認可である．

51 磁石

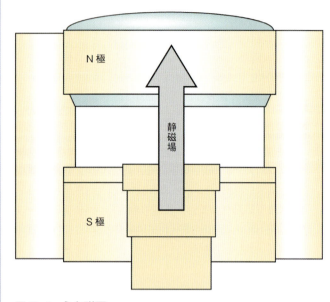

図 51.1　永久磁石

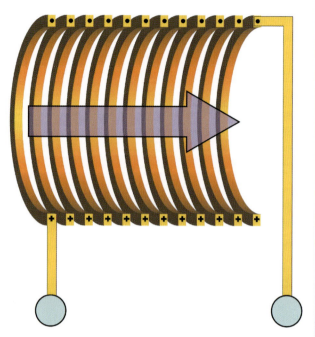

図 51.2　電磁石の基本構造

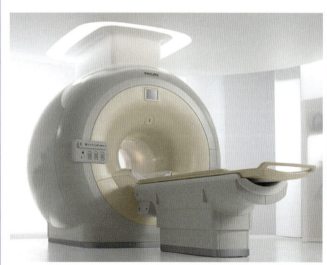

図 51.3　超電導 MRI

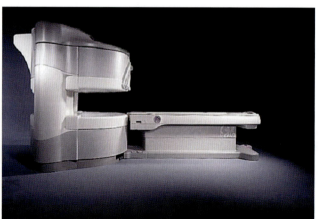

図 51.4　高磁場オープン MRI

永久磁石

永久磁石は，磁化率が1以上の強磁性物質からなる（→1章）．強磁性物質は容易に磁化されて，これを保持する物質で（図51.1），鉄，コバルト，ニッケルなどがその代表である．最も多く用いられるのは，**アルニコ**（alnico）とよばれるアルミ，ニッケル，コバルトの合金である．

長所
オープン型：小児，肥満者，閉所恐怖症も検査しやすい．インターベンション，動態検査にも適している．磁石のための電源が不要で，運用コストも安い．永久磁石による磁力線は垂直方向に走るので，磁場が検査室の狭い範囲におさまりやすい．

短所
重量が大きく，低磁場(0.2～0.3T)装置にしか使用できない．低磁場のため，撮像時間が長い．

電磁石

電磁石は，電磁誘導の原理によりコイルに電流を流して磁場を発生する（→1章）．電磁誘導の原理は，静磁場の形成，RFパルスの発生に利用される．

常電導磁石

常電導磁石の磁場強度は，コイルを流れる電流によって決まる．静磁場の方向は，フレミングの右手の法則に従い，磁力線は頭方向から足方向に水平に走る（図51.2）．

長所
永久磁石より軽量．導入費用が安い．

短所
磁場を維持するために大電力を要するため，運用コストが非常に高い．電力供給に限界があるため，静磁場強度は0.3Tどまりとなる．したがって，撮像時間も長い．常電導システムは直ちに電源を落とせるので比較的安全だが，漏洩磁場がかなり大きい．

超電導磁石

コイルの電気抵抗は，コイルの材質，コイルの長さ，断面積，温度によって決まる．電気抵抗が小さくなると，電流損失も減少する．したがって，抵抗を小さくすれば磁場を維持するためのエネルギーを節約できる．コイルの温度を低くすると抵抗は小さくなり，絶対零度(-273℃)に近づくと，抵抗はほとんどゼロになり，ほとんど電力を使わずに高磁場を維持できるようになる．これが超低温による**超電導現象**で，超電導磁石の原理である．磁場の方向は常電導磁石と同じく頭から足に向かう水平方向である（図51.3）．

超電導磁石の起動に際しては，まずコイルに電流を流し磁場を所定の強さまで立ち上げる（励磁）．次いでコイルを液体ヘリウム，液体窒素などの冷媒(cryogen)によって超低温に冷却し，電気抵抗を限りなくゼロにする．ヘリウムや窒素は安定で，急に沸騰して気化しないように真空槽で囲われている．これは冷媒槽(cryogen bath)といわれ，コイルを取り囲む形で内外の真空槽の間に置かれている（図53.1）．

長所
低電力で高磁場を得ることができ，運用コストが小さい．電気抵抗が事実上ゼロなので，電流損失がなく，高磁場を維持するための電力が不要となる．先進的なアプリケーション，高画質が可能となる．

短所
導入費用が高額．漏洩磁場が広く，シールドが必要．トンネル型のボアなので，体格が大きい患者，閉所恐怖症の患者には不向きである．インターベンション，動態撮像は困難だが，高磁場のオープン型MRIも登場している（図51.4）．

シムコイル

設計上の制約から，コイルの端から端まで完全に等間隔に巻くことはほとんど不可能である．磁場の強さはコイル間隔に依存するので，コイルの巻き間隔の不均等は静磁場の不均一の原因となる．不均一の程度はppmで表示する．

この不均一を修正するために，磁場不均一の領域にもう1つのコイルが設置されている．これによって磁場不均一を補正して均一な静磁場を得ることができる．この操作を**シミング**(shimming)，そのためのコイルを**シムコイル**(shim coil)という．撮像には10 ppm，MRスペクトロスコピー(MRS)には1 ppmのオーダーの均一性が必要である．

表51.1 キーポイント

- 臨床MRIでは超電導磁石が最も多く利用されている．
- 超電導磁石の電気抵抗はほとんどゼロで，これはコイルが寒剤の中で絶対零度近くまで冷却されているためである．
- コイルの電気抵抗がゼロなので，電流，磁場が維持される．
- 高磁場装置は，高速撮像が可能で，高SN比の画像を得ることができるが，ある種のアーチファクト（化学シフトアーチファクト，位相ミスマップ）などが増大する．

本章に関連する動画（アニメーション9.1）は，以下のURLからアクセスできる．
http://www.medsi.co.jp/movie/MRIbasic/

52 RF コイル

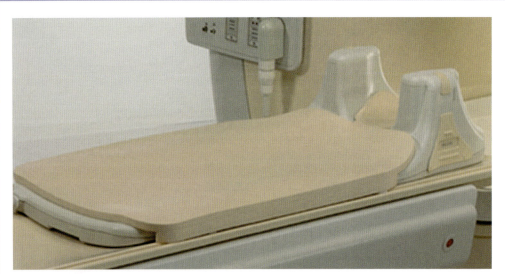

図 52.1　脊椎用フェイズドアレイコイル

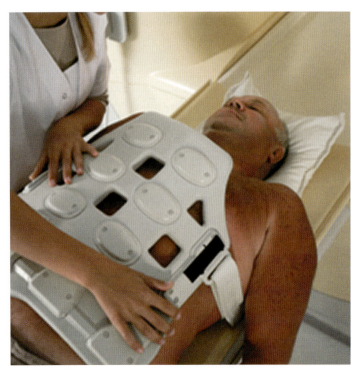

図 52.2　パラレルイメージング用コイル

---

†訳注：クアドラチャ型コイル(quadrature coil)
　電線を円形に巻くだけのシングルループコイル(直線偏波コイル linearly polarized coil)を，垂直に2つ組み合わせたもの．円形偏波コイル(circularly polarized coil)ともいう．それぞれが巨視的磁化の x 軸成分，y 軸成分を捉えるので，シングルループコイルの $\sqrt{2}$ 倍の SN 比が得られる．

RFコイルは電線を巻いたコイルで，ここに電流が流れるとコイル面に直交する磁場が発生する．

送信コイル

水素原子の共鳴周波数の電磁波を，RFパルスとよばれる短時間のバースト状電磁波として送信する．大部分の装置で使われるおもな送信コイルとしては，次の2つがある．

- 体部コイル(body coil)：ボア内に組み込まれている．
- 頭部コイル(head coil)

体部コイルは，ほとんどの撮像で主たる送信コイルとなる．ただし頭部の撮像では頭部コイルが送信コイルとなる．体部コイル，頭部コイルともに受信コイルとしても動作する．

受信コイル

横断(軸位断)面に置かれた受信コイルは，磁場がコイルを横断すると電圧を発生する．この電圧がMR信号として収集されて画像となる．MR信号が発生するには，横磁化が受信コイルと垂直である必要がある(→39章)．

コイルの種類

送信・受信コイルの構成は，MR信号の質に直接影響を及ぼす．MRIでは，いくつかのタイプのコイルが使われる．

送受信コイル

RF波を送信するとともに受信し，トランシーバーとよばれることもある．被写体全体を覆って，頭部，体部ともに使用できる．頭部コイル，体部コイルは，バードケージ型とよばれる形状で，比較的大きな範囲にわたって均一なSN比を得ることができる．しかし，その大きさのためにどうしても他のコイルに比べるとSN比が小さくなる．体部コイル，頭部コイルでも，クアドラチャ型送受信コイルは，SN比がさらに改善される†．

表面コイル

目的とする構造が体表近くにあるとき，SN比向上を目的として使用される．一般に，コイルと被写体の距離が近いほどSN比は大きい．これは，コイルが信号源に近いと，体全体の雑音を拾わずその近傍の雑音のみを受信するためである．一般に表面コイル(surface coil)は小さく，目的とする部位に容易に，患者に負担なく設置できるような形状となっている．しかし，信号(および雑音)を受信するのはコイル周辺の限られた感度領域だけである．その範囲は，横方向はコイルの円周，深さ方向はコイル半径の範囲である．したがって，コイルから離れるにつれていずれの方向にも信号強度は低下する．

深部の信号を受信するには，体腔内コイル(直腸コイルなど)，局所コイルを使用すると，SN比，空間分解能の向上をはかることができる．局所コイルを使用する場合は，体部コイルを送信コイルとして使用し，受信は局所コイルで行う．

フェイズドアレイコイル(phased array coil)

複数のコイル/受信系からなるコイルで，個々の信号を合成して1つの画像とすることにより，SN比を改善し，撮像範囲を拡大する．したがって，小さな表面コイルの長所である高SN比，高分解能と，大きなコイルの長所である広範囲撮像を両立することができる．一般に4個までのコイル/受信系を1グループとして，縦方向に並べるか，あるいは広い範囲に均等に配置する．データ収集時には個々のコイルがそれぞれの小さなFOVの信号を受信し，その後で1枚の大きなFOVの画像に合成する．個々のコイルがそれぞれに受信系を備えているので，雑音はその小さなFOVの範囲に限られる．各データは，別々ではなく1つのパルス系列のなかで収集される(図52.1)．

パラレルコイル(parallel coil)

パラレルイメージングでは，前述のように(→38章)複数のコイル/チャネルを撮像領域の周囲に配置する(図52.2)．撮像時には，各コイルがそれぞれk空間上にデータを送るので，ラインを高速に充填することができる．たとえば4つのコイル/チャネルがあれば，k空間上の4本のラインを同時に充填できる．この方法は，どのようなパルス系列とも併用できる．

コイルの大きさと特徴

大きなコイル
- 広い範囲を均一に受信できる．
- 折り返しが起こりやすくなる(→44章)．
- 患者ポジショニングが容易である．
- 低SN比，低空間分解能

小さなコイル
- 感度領域が狭い．
- 折り返しが起こりにくい．
- コイル設置位置の重要性が大きい．
- 高SN比，高空間分解能

表52.1 キーポイント

- 受信コイルの選択は，画像最適化に重要である．撮像領域に応じて最適なコイルを選択することが重要である．
- 大きなコイルは，撮像範囲が広いがSN比に劣る．これは広範囲の雑音を拾うためである．
- 小さなコイルは，撮像範囲は狭いがSN比に優れる．これは受信する雑音が狭い範囲に限られるためである．しかし折り返しが起こりやすくなる．
- フェイズドアレイコイル，パラレルコイルは，小さなコイル，大きなコイル，それぞれの長所を組み合わせた最適な選択のひとつである．

本章に関連する動画(アニメーション9.3)は，以下のURLからアクセスできる．
http://www.medsi.co.jp/movie/MRIbasic/

53 傾斜磁場コイル・その他のハードウェア

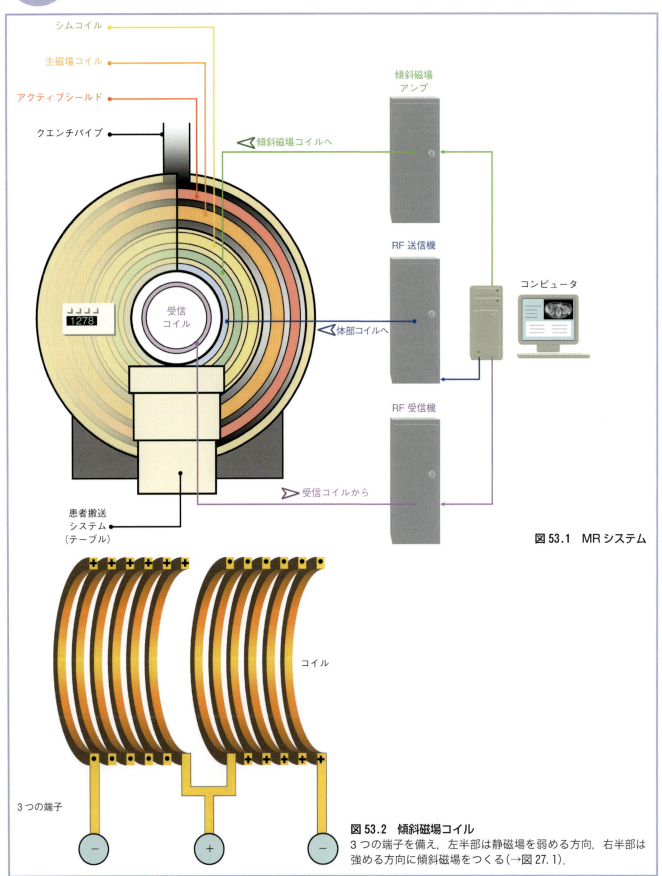

図 53.1　MR システム

図 53.2　傾斜磁場コイル
3 つの端子を備え，左半部は静磁場を弱める方向，右半部は強める方向に傾斜磁場をつくる（→図 27.1）.

MRシステムの構成要素を図53.1に示す．

傾斜磁場コイル

傾斜磁場コイルは，静磁場の一端から他端に及ぶ線形の磁場勾配を加えるもので，傾斜磁場コイルに電流を流してこれをつくりだす(→27章)．

コイルに流す電流の向きによって，アイソセンターを中心とする傾斜磁場の向き，すなわち極性を変えることができる．

極性は，アイソセンターのいずれの側の磁場が大きいか(プラス)，小さいか(マイナス)を示す(図53.2)．

傾斜磁場コイルは傾斜磁場アンプで駆動される．各コイルについて2台のアンプがあり，1台は高磁場側，もう1台は低磁場側に接続される(図53.2)．傾斜磁場コイルやアンプの不良は，画像の歪みの原因となる．

傾斜磁場は，その強さを変化させて位置に応じた共鳴周波数を発生することにより，以下のような機能を担う．
- スライス選択
- 周波数エンコード
- 位相エンコード
- 横磁化のリワインド[†1]
- 横磁化のスポイル[†2]

傾斜磁場コイルに電流を流すと，傾斜磁場が立ち上がる．磁場の変化は，電流に応じて最大値まで漸増し，一定の時間最大値を維持した後，電流を切ると漸減してゼロに戻り静磁場のみとなる．

傾斜磁場の最大値は，ボア内で1mあたりの磁場変化で表され，その大きさは空間分解能を決定する．すなわち，
- 薄いスライスの撮像には，大きな(急峻な)スライス選択傾斜磁場が必要となる．
- 位相方向マトリックス数を大きくするには，大きな(急峻な)位相エンコード傾斜磁場が必要となる．
- 小さなFOVを得るには，大きな(急峻な)周波数エンコード傾斜磁場が必要となる．

傾斜磁場の性能を表す指標には次のようなものがある．
- **立ち上がり時間**(rise time)：ゼロから最大値になるまでの時間．
- **スルーレート**(slew rate)：傾斜磁場の最大値(T/m)と立ち上がり時間の比(T/m/s)．最短撮像時間を決定する．
- **デューティサイクル**(duty cycle)：一定時間中，傾斜磁場が最大値となる時間の割合(%)．TR時間に対して言うことが多い．

パルス制御装置

パルス制御装置は，パルス系列中の傾斜磁場，RFパルスを同期させる機能をもつ．傾斜磁場は極めて正確なタイミングで非常に高速にオン/オフを繰り返す必要があるが，パルス制御装置は傾斜磁場コイルに電流を供給して，コイル，アンプを制御してこれを実現する．

共鳴周波数の電磁波は，RF送信機が生成し，周波数シンセサイザーを介してRFアンプに送られ，さらに安全範囲にあるかをチェックするRFモニターを経て送信される．コイルが受信したMR信号は，フィルターを介してアンプに送られ，デジタル化された後にコンピュータでFFT処理される．このデータが画像処理装置でグレイスケールのピクセル値となる．

オペレータインターフェース

MRのコンピュータシステムはメーカーによってさまざまであるが，大部分は下記を備えている．
- ミニコンピュータとその拡張機能
- アレイプロセッサ(FFT処理用)
- 画像処理装置(アレイプロセッサのデータから画像をつくる)
- ハードディスクドライブ(データ，パルス系列の保存用)
- 電源装置(電力の供給，交流のフィルタ機能)

データ保存装置

MR画像データを永久的に保存するために，光ディスクなどが利用される．保存された画像は画像診断医の診断に供するとともに，後処理，後日の比較検査などに用いられる．

表53.1 キーポイント

- 3軸の傾斜磁場が，パルス系列中でさまざまな役割を果たす．
- 傾斜磁場の大きさは，コイルに流れる電流によって決まる．
- 傾斜磁場の極性は，コイルに流れる電流の向きによって決まる．
- 傾斜磁場の大きさは，空間分解能を決定する．
- スルーレートは，最短撮像時間を決定する．

---

†1 訳注：リワインド
　傾斜磁場によって破壊された横磁化の位相を再び一致(リフェーズ)させて，コヒーレントな状態とすること(→20章，22章)．

†2 訳注：スポイル
　コヒーレントな(位相が揃った状態の)横磁化を破壊(ディフェーズ)すること(→21章)．

54 MRの安全性：生体作用

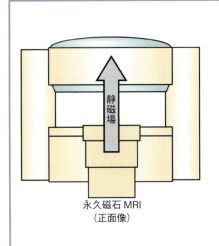
永久磁石 MRI
（正面像）

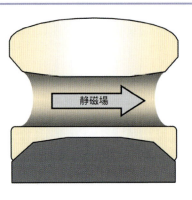
超電導磁石 MRI，
クローズタイプ（側面断面像）

図 54.1　永久磁石，超電導磁石の静磁場

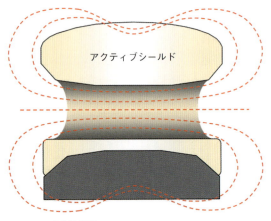
図 54.2　漏洩磁場

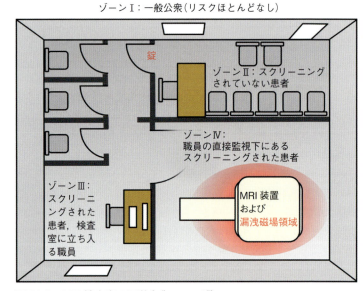
図 54.3　MR 検査室の区分（ゾーニング）
ACR（American College of Radiology）推奨の区分（ゾーニング）．White Paper on MRI safety より．ゾーンⅡとゾーンⅢの間は旋錠が必要．

静磁場の生体作用

　現在のガイドラインでは，静磁場の最大強度を臨床イメージングには 8T，研究用およびスペクトロスコピーについては 12T を推奨している．ほとんどの臨床機は 3T 以下である．
　以下の点は，静磁場により発生しうる有害作用を考えるうえの基本的事項として重要である．静磁場は常に（24 時間，365 日，永久的に）オンの状態にあり，装置を使用していない状態でも同様である（図 54.1）．漏洩磁場領域は検査室外に数メートルも広がっている場合があり，MRI 装置から一定の距離については常にリスクが存在しうる（図 54.2）．

　2.5T 以下の静磁場については，不可逆的なあるいは有害な生体作用のエビデンスはない．可逆的な異常としては以下のものが知られている．
- 心電図の T 波の振幅増加（磁気流体力学的影響）
- 温度上昇
- 疲労
- 頭痛
- 低血圧
- 易刺激性

傾斜磁場の生体作用

傾斜磁場は，時間的に変動する磁場をつくり出す．この磁場の変化はパルス系列でのみ発生しその他の状況では起こらないので，MRI 検査を受ける患者に限った問題である（→発展事項 14, 15）．

生体影響は，傾斜磁場により誘導される電流の変化率に依存する．神経，血管，筋肉などは生体内で電導体として働くので，影響を受ける可能性がある．傾斜磁場はアイソセンターから遠いところほど大きいので，誘導電流は四肢末梢ほど大きい．

変動する傾斜磁場の生体に対する影響には，以下のものが知られている．

- 閃光の自覚
- 細胞の生化学作用，骨折治癒の変化
- 軽度の皮膚感覚
- 筋肉の不随意運動
- 不整脈

RF 送信コイルも時間的に変動する磁場をつくるが，RF パルスによるおもな生体作用は，そのエネルギーを吸収することによる組織の**加熱作用**である．励起パルスを加えると，スピンの一部は RF 波のエネルギーを吸収して高エネルギー状態となる．このエネルギーはスピンの緩和過程で周囲の格子に放出されるが，励起が高頻度になると吸収エネルギーが増加して，周波数に応じた組織の加熱が起こるようになる．

組織のエネルギー吸収は，**比吸収率**（specific absorption rate：**SAR**）で示され，その単位は W/kg である．SAR の大きさは，以下のパラメータに依存する．

- 誘導される電界の強さ
- RF パルスのデューティサイクル（単位時間あたりの照射時間）
- 導電率
- 患者の大きさ

SAR は，通常の MRI 検査における体温上昇を予測するために利用される（表 54.1）．英国では検査中の体温上昇が 1℃ を超えないことが推奨されている[†]．この基準の 3 倍の照射を受けた症例で，皮膚温，体温の上昇はあったものの，重篤な有害作用はなかったことが報告されている．体温が上昇すると，血圧，心拍もやや上昇する．このような効果は軽微ではあるが，体温調節の異常がある患者については，MRI は不適の場合がある．

表 54.1 米国の SAR 上限値

撮像領域	対象	撮像時間（分）	SAR（W/kg）
全身	平均値	15	4
頭部	平均値	10	3
頭部・体部	組織 1g あたり	5	8
四肢	組織 1g あたり	5	12

RF 波は，電線がループを形成することにより，電流による**火傷**を起こす危険がある．MRI で使われる電線には，心電計のリード線，表面コイルの接続ケーブルなどがあり，充分慎重に扱う必要がある．表面コイルを使用する場合は，接続ケーブル自体がループをつくったり，あるいは患者との間にループをつくらないように注意する．

MR 検査室の設計

MRI に関する重大な事故が数多く発生しており，MRI 装置，磁場へのアクセスをコントロールすることは極めて重要である．ACR は，以下のような区分（ゾーニング）を推奨している（図 54.3）．

ゾーンⅠ：一般公衆，すべての職員が立ち入れる．

ゾーンⅡ：ⅠとⅢの接続域．ⅠとⅡの間は施錠できるか，あるいは警告表示を設けなくてはならない．すべての職員が立ち入れるが，患者や MR 部外職員が不用意にⅢ，Ⅳに立ち入らないよう，研修を受けた監視者が必要である．

ゾーンⅢ：厳重な立入り制限域．スクリーニングを受けていない職員や強磁性物体が致死的あるいは重篤な障害を発生する可能性がある．厳重に監視され，研修を受けた MR 関係職員，スクリーニングを受けた患者のみが立入を許可される．

ゾーンⅣ：スクリーニングを受けた患者が，研修を受けた MR 関係職員の直接的かつ恒常的な監視の下にのみ立入を許可される．致死的あるいは重篤な障害を発生しうる．患者は，温熱効果，ミサイル物体（→ 55 章），電気火傷，低酸素症などのリスクに曝される．

巻末に，本章の復習問題を掲載．

表 54.2 キーポイント

- MRI 装置の磁場は，24 時間，365 日，常にオンの状態にある．
- 2.5T 以下の磁場が有害であるというエビデンスはない．
- 傾斜磁場による時間的に変動する磁場は，特に高速撮像の場合，生体に影響を及ぼす可能性がある．
- RF パルスは温熱効果をもたらす．SAR は，RF 波によって組織が吸収するエネルギーの指標である．
- MR 検査室の設計には，明確なゾーン区分が必要である．

[†] 訳注：日本の規制

一般に利用されている規格は IEC（International Electrotechnical Commission 国際電気標準会議）によるもので，現在のところ IEC60601-2-33（第 3 版，2010 年）が有効である．これを JIS 化した JIS 4951（2012 年）も同内容である．これによると体温上昇については，（一般的な臨床検査に安全に使用できる）通常操作モードで 0.5℃，（患者に対する医療管理を要する）第一次水準管理操作モードで 1℃ とされている．

本章に関連する動画（アニメーション 9.2）は，以下の URL からアクセスできる．
http://www.medsi.co.jp/movie/MRIbasic/

55 MRの安全性：ミサイル効果

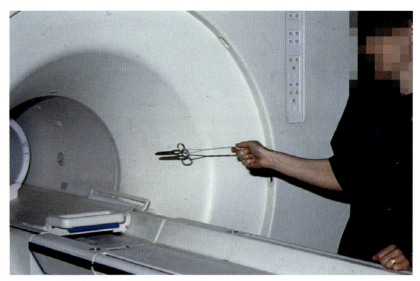

図 55.1　1.5T 装置により牽引されるハサミ

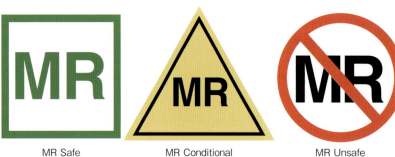

MR Safe
（いかなる MR 環境でも安全）

MR Conditional
（一定条件下の MR 環境で安全）

MR Unsafe
（あらゆる MR 環境で危険）

図 55.2　デバイスの MR 安全標識

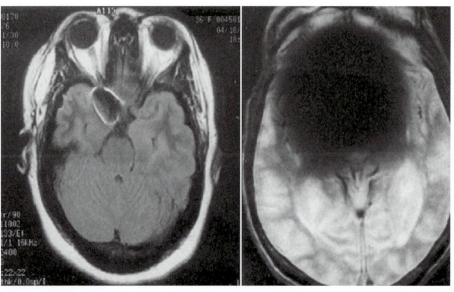

図 55.3　頭蓋内金属クリップ
SE 法（左）よりも GRE 法（右）の方が磁化率アーチファクトが強い．

磁場環境に置かれた金属物体のミサイル効果（projectile effect）は，磁石とその物体の間にいるすべての人にとって重大な危険となる．その危険性については，強調しすぎることはない．一瞬にして重篤な外傷，時に死亡事故が発生しうるという意味で，MR検査室は病院や画像検査施設のなかで最も危険な場所といえる．クリップ，ヘアピンといった小さな物体であっても，1.5T装置に牽引されれば最終的に時速60km以上となり，患者はもちろん検査室内のすべての人に重大なリスクとなる．ハサミのように大きな物体であればさらに高速となり，その経路上にいる人にとって致命的である（図55.1）．

医療器具の多くは強磁性体であり，検査室に持ち込んではならない．そのような例として，手術器具，ハサミ，クランプ，酸素ボンベなどがあげられる（→発展事項14，15）．

クエンチ

患者やその他の人が，磁石に貼り付いた物体で動けなくなり，手で外すことができないような事故が発生したら，磁場をただちにクエンチ（quench）しなくてはならない．クエンチは，コイルの絶対零度の環境を急速に失わせることにより，超電導状態（→51章）を解除する手段である．この結果，磁場は消失する．通常，操作室のクエンチボタンを押すことによってクエンチさせることができるが，偶発的に発生することもある．クエンチすると，ヘリウムが冷媒槽から著しく急速に放出されるが，ヘリウムはコイルに重大かつ不可逆的な損傷を与える可能性があるので，MRI装置はクエンチに際してヘリウムを外気に放出する排気システムを備えている．しかし，これがうまく動作しないと，ヘリウムが室内に排気されて酸素を置換することがある．このため，検査室には必ず酸素濃度モニターが備えられ，酸素濃度が一定値以下になると警報音を発するようになっている．

金属性インプラント・装具など

さまざまなデバイスについて，MR安全性試験が進められており，多くのメーカーはMR環境で安全に使用できるデバイスを開発している．したがって，検査を行う前に，患者の使用しているデバイスやインプラントのタイプをチェックすることが重要である．磁場内の金属製のインプラント，装具は，回転・移動，温熱効果，画像アーチファクトなど，重大な影響をもたらすことがある．非強磁性の金属物体は，牽引効果はほとんどないが，RF波の吸収による温熱効果をきたすことがある．検査室内に持ち込む必要のあるデバイスは，事前に試験しておく必要がある．デバイスによって，無条件に安全か，一定の条件下でのみ安全か，あるいは常に危険かを示す標識がある（図55.2）．

撮像してはいけないものは？

人工内耳は，磁場に牽引され磁気的あるいは電気的に誤動作しうる．したがって，安全ではない．

金属を扱う職業の患者では，しばしば目に金属片が付着していることがある．強磁性物質の場合，これが移動して眼球あるいはその周囲を損傷する可能性がある．したがって疑わしい場合は，事前にX線検査を行う必要がある．

金属製動脈瘤クリップが移動すると，血管を損傷して出血，梗塞などをきたし，致命的となりうる．現在では，脳動脈クリップの多くはチタンなどの非磁性体である．しかし，なかには磁場で牽引されるものもある．したがって，頭蓋内クリップがある場合は，非磁性，非移動性であることを確認できるまで撮像しないことが推奨される．脳動脈瘤クリップは，強い磁化率アーチファクトの原因ともなり，特にGRE法では顕著である（図55.3）．

心臓ペースメーカーについては，MR適合機種が開発されているが，まだすべての患者がこのタイプの装置を使用しているわけではない．10ガウス程度の弱い磁場でも，ペースメーカーの牽引，プログラム変更，スイッチの誤動作による非同期モード移行などが起こりうる．ペースメーカー本体を除去した場合でも，体内にリード線が残っている場合があり，これがアンテナとなって電流を誘導して細動の原因となることもある．

撮像してもよいものは？

心臓人工弁の多くは磁場により牽引されるが，通常の心拍による移動に比べてわずかなものである．したがって，人工弁の多くは安全であるが，デバイスのタイプを慎重に確認することが推奨される．

整形外科のインプラントの多くは牽引されない．人工股関節のような大きな金属インプラントは，誘導電流により加熱される可能性はあるが，その危険は少ない．整形外科のインプラントの多くは，問題なく検査できる．

腹部の外科クリップは，線維化して固定されているので一般に問題ないが，大きさによってはアーチファクト，画像の歪みの原因となる．

巻末に，本章の復習問題を掲載．

表55.1　キーポイント

- MRI検査室は，病院のなかで最も危険な場所といえる．
- 金属物体は，その質量，磁場強度，材質に応じて，高速なミサイル物体となりうる．
- 検査室内に立ち入る人は，研修を受けたMR専門家による徹底的なスクリーニングを受ける．
- 検査室内に持ち込むインプラント，デバイスなどは，事前に安全性をチェックする．

付録1(a)：画質の最適化

最適化要因	パラメータ設定	副作用
SN比の最大化	↑NSA	↑撮像時間 ↓体動アーチファクト
	↓位相マトリックス数	↓撮像時間 ↓空間分解能
	↑スライス厚	↓空間分解能
	↓受信バンド幅	↑最短TE ↑化学シフトアーチファクト
	↑FOV	↓空間分解能
	↑TR	↓T1強調度（TR＜2000 ms） ↑マルチスライス数
	↓TE	↓T2強調度
空間分解能の最大化 （正方形FOV）	↓スライス厚	↓SN比
	↑マトリックス数	↓SN比 ↑撮像時間（↑位相マトリックス数の場合）
	↓FOV	↓SN比
撮像時間の最短化	↓TR	↑T1強調度（TR＜2000 ms） ↓SN比（TR＜2000 ms） ↓マルチスライス数
	↓位相マトリックス数	↓空間分解能 ↑SN比
	↓NSA	↓SN比 ↑体動アーチファクト
	↓3D撮像のスライス数	↓SN比 ↓撮像範囲

付録1(b)：パラメータ設定とその影響

パラメータ設定	利点	欠点
↑TR	↑SN比 ↑マルチスライス数	↑撮像時間 ↓T1強調度
↓TR	↓撮像時間 ↑T1強調度	↓SN比 ↓マルチスライス数
↑TE	↑T2強調度	↓SN比
↓TE	↑SN比	↓T2強調度
↑NSA	↑SN比	↑撮像時間（NSAに比例）
↓NSA	↓撮像時間	↓SN比
↑スライス厚	↑SN比 ↑撮像範囲	↓空間分解能 ↑部分容積効果
↓スライス厚	↑空間分解能 ↓部分容積効果	↓SN比 ↓撮像範囲
↑FOV	↑SN比 ↑撮像範囲	↓空間分解能 ↑折り返し
↓FOV	↑空間分解能 ↓折り返し	↓SN比 ↓撮像範囲
↑マトリックス数	↑空間分解能	↑撮像時間（↑位相マトリックスの場合） ↓SN比
↓マトリックス数	↓撮像時間（↓位相マトリックスの場合） ↑SN比	↓空間分解能
↑受信バンド幅	↓化学シフトアーチファクト ↓最短TE	↓SN比
↓受信バンド幅	↑SN比	↑化学シフトアーチファクト ↑最短TE
大きなコイル	↑撮像範囲	↓SN比 ↑折り返し（FOVが小さい場合）
小さなコイル	↑SN比 ↓折り返し	↓撮像範囲

付録2：アーチファクトとその対策

アーチファクト	出現する軸	対策	副作用
打ち切りアーチファクト	位相	充填するk空間のライン数を増やす（位相マトリックス数の増加，部分フーリエ法を使用しない）	撮像時間の延長
フローアーチファクト	位相	前飽和パルスの使用	↓マルチスライス数 ↑SAR
		フロー補正の使用	↑最短TE
化学シフトアーチファクト	周波数	↑受信バンド幅	↓最短TE ↓SN比
		↓FOV	↓SN比
		選択的脂肪抑制法の使用	↓SN比
逆位相アーチファクト	周波数・位相	脂肪と水が同位相となるTEの選択	↓マルチスライス数（TEが短い場合）
		折り返し防止（NPW）の使用	↑撮像時間（機種による）
		↑位相方向FOV	↑撮像時間 ↓空間分解能
ジッパーアーチファクト	周波数	サービスマンを呼ぶ	サービスマンが不機嫌に！
磁化率アーチファクト	周波数・位相	SE法を選択	GRE法を利用できない
		金属異物を除去する	―
シェーディングアーチファクト[†1]	周波数・位相	シミングを行う	―
		コイルを正しく設置する	―
体動アーチファクト	位相	鎮痙剤の使用（消化管運動の抑制）	費用がかかる，侵襲的
		患者を固定する	―
		患者によく説明する	―
		鎮静剤の使用	副作用の可能性，侵襲的，費用がかかる，モニターが必要
		呼吸補正の使用，息止め法	↑撮像時間
		心拍ゲート，脈拍ゲートの使用	↑撮像時間
		前飽和パルスの使用	↑SAR ↓マルチスライス数
クロストークアーチファクト	スライス	インターリーブ撮像	↑撮像時間（2倍）
		整形RFパルスの使用	↓SN比
		スライス間隔をあける	↓マルチスライス数，見落とし部位の発生
モアレアーチファクト[†2]	周波数・位相	SE法を選択する	―
		患者がボアに接触しないようにする	―
マジックアングルアーチファクト[†3]	周波数	TEを変更する	―
		体位を調整する	―

[†1] 訳注：シェーディングアーチファクト
画像の輝度が場所により不均一な状態．原因として，静磁場強度の不均一，フリップ角の不均一，不適切なコイル設定などが考えられる．

[†2] 訳注：モアレアーチファクト
グラジエントエコー法の体部の冠状断でしばしば認められる，画像辺縁部の木目状の構造．折り返しや磁場不均一による．

[†3] 訳注：マジックアングルアーチファクト
静磁場に対して約55°の方向に走る腱などが，TEの短い撮像法で高信号となる現象．この角度ではスピン-スピン相互作用が最小となるために発生する．肩の棘上筋腱の冠状断像にしばしば認められる．

付録3：メーカー別略語一覧

	GE	Philips	Siemens
Spin echo	SE	SE	SE
Fast spin echo	FSE	TSE	TSE
Inversion recovery	IR	IR	IR
Short tau/TI inversion recovery	STIR	STIR	STIR
Fluid attenuated inversion recovery	FLAIR	FLAIR	FLAIR
Coherent gradient echo	GRASS	FFE	FISP
Incoherent gradient echo	SPGR	T1 FFE	FLASH
Balanced gradient echo	FIESTA	BFFE	True FISP
Steady-state free precession	SSFP	T2 FFE	PSIF
Fast gradient echo	Fast GRASS/SPGR	TFE	Turbo FLASH
Echo planar	EPI	EPI	EPI
Parallel imaging	ASSET	SENSE	iPAT
Spatial pre-saturation	SAT	REST	SAT
Gradient moment rephasing	Flow comp	Flow comp	GMR
Signal averaging	NEX	NSA	NSA
Anti-aliasing	No phase wrap	Fold-over suppression	Phase oversampling
Rectangular FOV	Rect FOV	Rect FOV	Half Fourier imaging
Respiratory compensation	Resp comp	PEAR	Resp trigger

上記で使われている略語

ASSET	array spatial and sensitivity encoding technique
FFE	fast field echo
FIESTA	free induction echo stimulated acquisition
FISP	free induction steady precession
FLAIR	fluid attenuated inversion recovery
FLASH	fast low-angled shot
Flow comp	flow compensation
FSE	fast spin echo
GMR	gradient moment rephasing
GRASS	gradient recalled acquisition in the steady state
iPAT	integrated parallel acquisition technique
MP RAGE	magnetization prepared rapid gradient echo
NEX	number of excitations
NSA	number of signal averages
PEAR	phase-encoding artifact reduction
PSIF	mirrored FISP
REST	regional saturation technique
SENSE	sensitivity encoding
SPGR	spoiled GRASS
SSFP	steady-state free precession
STIR	short tau/TI inversion recovery
TFE	turbo field echo
TSE	turbo spin echo
Turbo FLASH	magnetization prepared sub-second imaging

発展事項

1. FSE/TSE の TR はなぜ SE より長いのか？
(→ 15 章)

　マルチスライスの数は TR，およびそのスライスのすべてのエコーを取り終えるまでの待ち時間で決まる．古典的 SE (CSE)法では，この時間は TE に相当する．FSE/TSE では，ETL とエコー間隔の積によって決まる．

　CSE 法では 1 つのエコーしか収集しないが，FSE/TSE は多数のエコーを収集するのでこの時間は延長する．すべてのエコーを取り終えるまで待っている必要があるので，これに伴って TR も長い必要がある．

　たとえば，TE を長く設定する T2 強調 SE 法でマルチスライス数 20 枚の場合，TR は 2000 ms 程度必要である．FSE/TSE では，T2 強調像とするには ETL を大きくする必要があるので，同じ 20 スライスに対して TR は 4000 ms 必要である．TR を延長すると撮像時間は長くなるが，TR の多少の延長は ETL を大きくすることにより相殺できる．

2. 位相エンコード軸と周波数エンコード軸の入れ替え
(→ 29 章，30 章，43 章，44 章)

　一般に周波数エンコード方向は解剖学的に最も長い軸に，位相エンコード方向は最も短い軸に設定される．
- それは何故か？
- 両者を入れ替える必要があるのはどのようなときか？
- その場合どのような点に注意する必要があるか？

　位相エンコード方向を最も短い軸に設定する理由は，折り返しアーチファクトである．周波数方向は，フィルターによって容易に折り返しを防ぐことができるが，位相エンコード方向ではそれほど簡単ではなく，位相方向の FOV 外に解剖学的構造がある場合は，折り返し防止ソフトウェアが必要となる．しかし，これを使うと副作用があるので避けたい場合もあり，このため折り返しが起こりにくい短軸を位相エンコード方向とするのが普通である．

　しかし，周波数方向と位相方向を入れ替えるとよい場合もある．たとえば，膝関節の矢状断，脊椎の矢状断では，太い血管が頭尾方向に走っている(膝窩動脈，大動脈など)．矢状断では，通常最も短い軸は前後方向である．しかしこの方向に位相方向を設定すると，太い血管の拍動アーチファクトが前後方向，あるいは左右方向に発生して画質が低下する．この場合は，周波数方向を前後，位相方向を頭尾方向とすることによって，アーチファクトは膝関節の背側，あるいは脊椎の腹側に発生し，関心部位との重なりを避けることができる．

　矢状断撮像で，周波数方向，位相方向を入れ替えて，頭尾方向を位相方向とする場合は，FOV 外に解剖学的構造が存在するので折り返しが発生するため，折り返し防止オプションを併用する必要がある．これにより装置によっては，撮像時間の延長，NSA の減少などの副作用が発生する場合がある．

3. マルチスライス数と TE
(→ 34 章，36 章)

　一般に TE は撮像時間に影響しないが，これが関係する場合がある．ある TR に対して最大のマルチスライス枚数を設定する場合を考える．スキャン開始直前に，周波数方向マトリックス数を，たとえば 256 から 512 に変更しようとしたとする．2 倍のデータ数を収集する必要が生ずるので，受信バンド幅(サンプリング周波数)を変更しなければ，サンプリングウィンドウを広くする必要がある．一般にサンプリングウィンドウの中心をエコーのピークに合わせるので，ウィンドウを広げれば TE が延長することになる．

　この場合，各スライスについてエコーを収集し終わるまで，次のスライスの励起を待つ必要があるので(→発展事項 1)，TR 内で所定のスライス数を撮像できなくなる．このとき MRI 装置は，スライス数を維持するために TR を延長するか，あるいはスライス数を半分ずつ 2 回に分けて収集するか，いずれかの方法でこれに対応する．したがって，いずれにせよ撮像時間は延長することになる．

4. 受信バンド幅変更の実際
(→ 34 章，36 章，39 章，42 章)

　受信バンド幅を狭くすることは，SN 比向上の選択肢のひとつであるが，脂肪抑制 T2 強調像を撮像するときに限る方がよい．これは，TE が延長することにより化学シフトアーチファクトが増加するためである．化学シフトアーチファクトは，脂肪と水が存在する場合に発生するが，そのいずれかを抑制する場合は問題にならない．T2 強調像では TE が長いので，受信バンド幅を狭くしても最短 TE 延長のペナルティが問題となることはない．もともとの SN 比が低い場合，このアプローチは SN 比改善に有効である．しかし脂肪抑制では，脂肪の信号がすべて失われるので，それに応じて SN 比が減少する．さらに TE が長いと SN 比は低下するので，受信バンド幅を狭くして信号を取り返せると考えることもできる．しかし，

- もともとの SN 比がよい場合はどうか？
- それでも受信バンド幅を狭くして SN 比を稼ぐ意味はあるか？
- 脂肪抑制 T2 強調像でも受信バンド幅を狭くすることは有用か？　それは何故か？

簡単に言うと，受信バンド幅によってSN比を稼げば，NSAを減らすことができる，ということである．単純には比較できないが，信号強度の点でいえば，NSAを減らすことによって失うものは，受信バンド幅を狭めることで概ね相殺しうるからである．

たとえば，本来のSN比が良好な部位の脂肪抑制T2強調像を撮像するにあたって，以下のパラメータ設定を考える．
- 受信バンド幅：32 kHz
- NSA：2
- 撮像時間：4分

SN比がもともとよいことから受信バンド幅を狭める必要はないが，それでも4 kHzにしてみる．これにより化学シフトは増えるが，脂肪抑制を併用しているので脂肪の位置ずれの問題はない．最短TEが延長するが，T2強調像ではTEが長いのでこれも問題ない．受信バンド幅を狭めたことでSN比が改善し，NSAが2である必要がなくなる．NSAを1にすれば，撮像時間は半分になる．したがって，パラメータ設定は以下のようになる．
- 受信バンド幅：4 kHz
- NSA：1
- 撮像時間：2分

一定の条件が満たされる場合ならば，これは撮像時間短縮に有用な方法といえる．

5. 高速撮像法におけるTE短縮法
（→24章，39章）

一般に周波数エンコード傾斜磁場がオンとなり，最大振幅に達するまで，データ収集を開始することはできない．また，励起パルスや（SE法の）リフェーズパルスが加わり，スライス選択が終了しないとデータは収集できない．理想的には，位相エンコードも終わっている必要がある．しかし，非常に高速なパルス系列の場合，その余裕がなく，周波数エンコードと同時に行われる場合もある．エコープラナー法（EPI）では位相エンコード傾斜磁場がないことすらある．このような問題は，いずれも最短TEに制約を加えるものであるが，TEをさらに短縮する方法がいくつかある．

ランプ収集（ramp sampling）
周波数エンコード傾斜磁場が最大振幅に達する前から，データ収集を開始する．

部分エコー（partial echo）
周波数エンコードがまだオンになる前から，データ収集を開始する．k空間の右半のみデータが充填され，残りは推定する．これはk空間の左右が対称であることを仮定したものである．

受信バンド幅の拡大
サンプリング周波数を大きく，サンプリングウィンドウを狭くすることにより，すべてのデータを収集しないようにする．この狭いウィンドウの中央にエコーのピークがくるようにずらすことにより，TEを短縮できる．

この方法のペナルティは何か？ 受信バンド幅を広くすると，信号に比して収集されるノイズが増加するのでSN比は低下する．しかしこれは，TEが非常に短くなることである程度は代償される．

6. ボリューム撮像が適しているのは？
（→18章，28章，36章，41章）

多くの場合，2D撮像法が選択されるが，3D撮像が適している場合もある．もちろん，3Dで観察する必要がある場合はそのひとつである．たとえば膝関節の場合，十字靱帯は斜走しているので，通常の直交断面にはおさまらない．

このほかの例としては，空間分解能が重要で，非常に薄いスライスが必要な場合である．スライス間隔（ギャップ）を最小限としたい場合も同様である．2D撮像法では，個々のスライスに含まれる信号を発生するスピンの数が少なくなるので，SN比が低下する．またスライス間隔が狭くなると，クロストークが発生する．

このようなことが問題になる場合は，3D撮像法を考慮する．3D法では，個々のスライスを励起するのではなく，FOV内の組織をボリュームとして励起するので，SN比が向上する．スライスはスライスエンコード軸方向の位相により位置を決定するので，スライス間隔はゼロになる．欠点としては，スライスエンコードは位相エンコードと同じ原理なので，スライス数に比例して撮像時間が延長することである．これについては，高速な撮像法を使用し，NSAをできるだけ小さくすることである．ボリューム全体を励起する3D撮像のSN比はもともと高く，大きなNSAは不要な場合が多い．

7. 空間分解能の実際
（→41章）

空間分解能は，最終的にはボクセルの大きさで決まる．すなわち，FOVの大きさ，マトリックス数，スライス厚に依存し，この3つの面から考えることが重要である．
- 小さなボクセル＝高空間分解能，低SN比
- 大きなボクセル＝低空間分解能，高SN比

8. 空間分解能とマトリックス数の違い
（→33章，38章）

空間分解能とマトリックス数は，しばしば同じように使われる．マトリックス数は分解能をコントロールする要素のひとつであるが，同じものではない．
- マトリックス数は，ピクセルの個数
- 空間分解能は，ピクセルの大きさ

混乱しやすいのは，長方形FOVの場合である．長方形FOVでは，ピクセルの大きさは正方形FOVの場合と同じである．違うのは位相方向のピクセル数である．この結果，FOVは非対称となる．

たとえば，
- 正方形FOV 256×256 mm

- マトリックス数 256×256

の場合，位相方向には，幅 1 mm のピクセルが 256 個並んでいる（周波数方向も同様であるが，ここでは無関係である）．
一方，50％の長方形 FOV では，
- 長方形 FOV 256 mm（周波数方向）×256 mm（位相方向）
- マトリックス数 256×128

この場合，位相方向のピクセル幅は 1 mm のままだが，128 個しかない．
この結果，
- 位相方向 FOV は，周波数方向 FOV の 1/2 になる．
- 撮像時間は，1/2 になる（充填する k 空間のラインが 256 本から 128 本になる）．
- 空間分解能は変化しない（ピクセルの大きさは 1 mm のまま）．

9. 折り返し防止オプションの特徴
（→ 38 章，43 章，44 章）

折り返し防止オプションの撮像時間や位相ミスマップアーチファクトへの影響は，MRI 装置によって異なる．いずれの方法も，オーバーサンプリングによって位相 FOV を拡大し，k 空間上のデータが増加することにより，位相方向の FOV 内外の構造を区別できるようにする点では共通している．しかし，装置によって 2 つの方式がある．
1. 解剖学的構造が含まれるように位相方向 FOV を拡張する．撮像時間はこれに比例して延長する．オペレーターは，これを NSA を減らして代償するかどうかを選択できる．
2. 位相方向 FOV が自動的に 2 倍に拡張され，画像上で拡張された部分は捨てて本来の FOV とする．撮像時間は 2 倍になるが，NSA が自動的に 1/2 になって代償される．

後者の場合，設定した NSA より実際の NSA は小さいので，位相ミスマップアーチファクトがより顕著になりやすい．しかし，NSA の減少はオーバーサンプリングのデータ数増加によって多かれ少なかれ代償されるので，SN 比はあまり変化しない．

10. TR とは何か？
（→ 36 章）

問いも答えも自明のようにみえる．しかし注意すべきは，TR は励起パルスの時間間隔であって，あるスライスと次のスライスの励起間隔ではない，という点である．たとえば，スライス 1 を励起し，次々と別のスライスを励起し，再び TR 後にスライス 1 に戻ってくるのである．つまり，
- TR は，その「患者」に連続して加わる RF パルスの間隔ではない．
- TR は，各「スライス」に連続して加わるパルスの間隔である．

これが，2D 撮像において，マルチスライス数が TR で決まる理由である．

11. コヒーレント型 GRE 法の上手な利用法
（→ 20 章）

コヒーレント型 GRE 法は，1980 年代，まだ FSE/TSE のような高速撮像法が登場する前から使われていた．FID, SE をそれぞれ収集できるので，プロトン密度強調像，T1 強調像，T2*強調像を撮像できる．SE 法のような長い TR（たとえば 400 ms）を設定して非定常状態で T1 強調像を撮像することもできる．この場合，TR の間に複数のスライスを撮像でき，アーチファクトも低減できる．したがって，他の GRE 法で充分な画質が得られない場合は，コヒーレント型 GRE 法を試みる価値がある．

以下のようなパラメータが推奨される．
- T1 強調：TR 400 ms，TE 5 ms，フリップ角 90°
- プロトン密度強調：TR 400 ms，TE 5 ms，フリップ角 20°
- T2*強調：TR 400 ms，TE 15 ms，フリップ角 20°

12. 体動アーチファクトはなぜ位相エンコード方向にだけ現れるのか
（→ 34 章，43 章）

サンプリング間隔は，k 空間の各データポイントの収集間隔である．

k 空間のライン（周波数エンコード軸に平行な横線）上の各データポイントの間隔は，受信バンド幅の逆数である．たとえば，受信バンド幅が 32 kHz なら，サンプリング間隔は 1/32,000＝0.031 ms となる．

k 空間で位相エンコード軸に平行な縦方向に並ぶデータポイントの間隔は，TR である．これは TR ごとに新しいラインを充填していくためで，ある列上のデータポイントは，次のラインを充填するまでの TR 間隔の間に起こったことを反映している．通常，TR は数百〜数千 ms である．

したがって，ライン上に横方向に並ぶデータポイントの間隔は，縦方向に並ぶデータポイントの間隔よりはるかに小さい．このため，k 空間の位相方向のデータ収集中に何かが動く確率は，周波数方向のデータ収集中に比べてずっと大きいことになる．体内で，0.031 ms の間に動くものなど考えられるだろうか？ しかし，数百〜数千 ms の間に動くものはいくらでもある．これが，体動アーチファクトが位相エンコード方向にだけ現れる理由である．

13. 撮像時間を延長せずに空間分解能を向上させる方法
（→ 38 章，41 章）

一般に空間分解能を改善するには，位相方向マトリックス数を大きくする必要があり，これは撮像時間の延長を招く．しかし，撮像時間を延長せずに空間分解能を向上できる方法もある．
- 周波数方向マトリックス数のみ変更する：周波数方向マトリックス数は撮像時間に影響しないので，空間分解能のみ改善できる．

- 長方形FOVを使う：周波数方向のFOVの大きさはそのままにして，位相方向のFOVを小さくする（→38章）．これにより，もともとの正方形FOVの空間分解能を維持しつつ，位相方向のFOVの縮小に比例して撮像時間を短縮できる．この方法は，たとえば骨盤の矢状断のように，目的とする構造が長方形FOVにおさまる場合に有用である．

14. MRIにおける患者のスクリーニング法
（→54章，55章）

特にミサイル物体の危険があるため，MR室内に立ち入る者は安全性スクリーニングを受ける必要がある．さらに看護，清掃，消防，救急，MRの各部門の職員はすべて，（漏洩磁場領域を含む）磁場の危険性について，磁性体を持ち込んだりすることのないよう，教育を受けるべきである．
- 撮影室へのアクセスは1か所とし，警告表示を掲出する．入室者は，固定していない磁性体を持っていないかスクリーニングする．
- 撮影室のドアは，使用していないときは常に閉鎖しておく．
- 撮影室内の患者を常に監視していなければならない．患者あるいは自身に危害を加える可能性のある者が入室しないよう，複数の手段を講じておく必要がある．
- 入室者はすべて，技師，医師，患者，家族，清掃職員，搬送職員を含め例外なく，徹底的なスクリーニングが必要である．

MR施設は，以下のような条件についてスクリーニングの方針を定めておく必要がある．
- 心臓ペースメーカ
- 眼球内異物
- 金属デバイス
- 人工内耳
- 妊娠初期

多くの施設では，検査室に入室する患者，家族，その他が検査前に記入するチェックシートを備えている．このことは，重要事項を確認したこと，スクリーニングが行われたことの記録となる．このことは事故が発生してしまった場合には非常に重要な点となる．

時計，クレジットカード，硬貨，ペン，そのほか移動する可能性があるものはすべて入室前に取りはずさなければならない．添え木のように取り外しできないものについては，携帯磁石などで安全性をチェックする必要がある．

スタッフの安全

技師，医師，事務員など検査室の常勤者は，最初だけ完全なチェックシートを記入すればよい．患者に付き添って一時的に訪れる医師，看護師などは，磁場領域内に立ち入る場合は，その都度チェックシートを記入し，持ち物をチェックする．

傾斜磁場やRF波が問題となるのはスキャン中のみであるが，検査中に検査室内にスタッフが残る必要がある場合もある．患者がこれらに曝露するのは短時間であるが，スタッフは繰り返し曝露されることもある．しかし現在のところ，傾斜磁場にときどき曝露する程度では，有害とは考えられていない．

妊娠

これまでのところ，MRIの胎児への影響は知られていない．しかし，電磁場が発達途上の胎児に影響して有害作用を及ぼしうる多くの機序が考えられる．妊娠第1期の盛んな細胞分裂は，このような影響をより受けやすい．

妊娠患者の検査は，第1期が過ぎるまで延期すべきであり，それ以後も同意書に署名を求めるべきである．しかし，生命が脅かされるような状態で，かつほかに可能な検査がX線検査しかないような場合は，MRIの適応を考慮する．

MR施設では，妊娠しているスタッフに関するガイドラインをそれぞれ備えていることが多い．多くの場合，妊婦の入室は可能だが，RF波や傾斜磁場が出る状況では退室するよう定めている．しかし，妊娠第1期までは，完全に磁場から遠ざかるよう定めている施設もある．

15. 安全に関するヒント
（→54章，55章）

安全環境に関する事項

患者および家族の安全性に関するヒントをあげる．
- 検査予約をとる前に，ペースメーカやその他の禁忌デバイスがないか，本人あるいは担当医に確認する．
- 閉所恐怖がないか確認すべく努める．転ばぬ先の杖であるが，質問の仕方には注意が必要である．閉所恐怖という言葉を聞いただけで状況が悪化することもある．
- 予約の際には，安全性に関する情報，検査内容も伝えるように努める．患者の不安の多くは，未知に対する不安である．
- 待合室は静かな，心地よい環境とする．
- 検査室に入室する患者，家族は，慎重にスクリーニングする．これには，手術の既往，眼窩の金属外傷，ペースメーカーなどの質問を含む．
- クレジットカード，固定していない金属，鍵，宝石類などを持っていないことを確認する．
- ピアスを確認する（ピアスは全身どこにでもありうる）．
- 刺青は熱傷の原因となりうる．刺青を冷たい湿った布で覆うことは，熱放散に有用である．落とすことが難しいタトゥー型のアイライナーは眼球障害の原因となるので禁忌である．
- ブラジャー，ベルトは，非磁性であっても，撮像範囲外であっても外すのが原則である．発熱したり，局所磁場に影響して画質を劣化させる可能性がある．
- どの検査でも，検査着に着替えさせる．これが，患者から危険物を除去する唯一の確実な方法である．
- 何度もチェックした後であっても，患者を磁場の中に入れる前には必ずもう一度確認する．検査室内の安全確保は，放射線技師の責務である．
- 患者は，磁場やその危険性について何も知らないことを銘記する．
- 心配性の患者，状態の悪い患者は，正しい情報を話すとは限らない．このような患者については，特段の配慮が必要

である．安全性について多少なりとも疑念がある場合は，決して磁場の中に入れてはならない．

閉所恐怖症に関する注意

閉所恐怖の患者をうまく検査する技術は，放射線技師，看護師，放射線科医それぞれが独自に磨いているものであるが，いくつかのヒントを示す．

- スキャナの外がみえるような鏡を用意する．
- 体部コイルの場合，腹臥位で検査する．
- 枕をはずして，顔とボアの上面の距離が少しでも離れるようにする．
- 閉眼させるか，あるいは顔の上に紙タオルを置くなどする．
- 「必ずしもこの検査をしなくてもよい．その疾患についてMRIは最適の方法であるが，決して唯一の方法ではない」と説明する．こうすることにより患者は自分で自分の運命をコントロールすることができると感ずるようになる．この簡単な説明は，実に驚くほど効果的である場合が多い．
- 特に検査時間が長い場合，シリーズごとに患者をボア外に引き出す．
- ボアの両端はオープンで，決して閉じ込まれることはないことを説明する．
- ボア内の照明，換気ファン，アラームボタンを活用する．
- 家族や友人に付き添って，検査中，患者の体に触れているよう依頼する．
- 検査中，頻繁に声をかけて問題ないことを確認し，次のシリーズの時間がどの程度かを伝える．シリーズの間には，いま何をやっているかを伝える．室外の人がみな帰宅してしまって，自分だけ装置内に取り残されていると想像する状況こそ最悪である．

MRI 用語集 (アルファベット順)

2D volumetric acquisition 2Dボリューム撮像 各スライスのデータの一部を収集することをTRごとに繰り返す撮像法．

3D volumetric acquisition 3Dボリューム撮像 撮像範囲全体をボリュームとして励起する撮像法．あとから任意の断面を再構成できる．

Actual TE 設定上のTE SSFPにおいてエコーと次のRFパルスの時間間隔．シーケンスパラメータとして設定するTE．

Aliasing エイリアシング FOV外の構造がFOV内に折り返って表示されるアーチファクト．

Alignment 配向 原子核を外部磁場中に置くとき，その磁気モーメントが磁力線に沿って並ぶ状態．

Alnico アルニコ磁石 永久磁石の材料となる合金（アルミ，ニッケル，コバルト）．

Ampere's law アンペールの法則 電流によって発生する磁場の大きさと向きを決める法則．右手の親指を電流の向きとすると，磁場の方向は丸めた他の指の向きとなる．

Analogue to digital conversion (ADC) アナログ-デジタル変換（AD変換） 波形を記録してデジタル化する過程．

Angular momentum スピン角運動量 陽子数と中性子数によって決まる原子の性質．スピン．

Anti-parallel alignment 反平行配向 磁気モーメントが静磁場と反対向きに並ぶ状態．

Apparent diffusion coefficient (ADC) 見かけの拡散係数 拡散現象において，分子の実質的な（拡散以外の原因を含めた）移動しやすさの指標．

Atomic number 原子番号 原子核を構成する陽子の数．

B_0 B_0 MRIの静磁場．単位：テスラ（T）．

b value b値 拡散強調傾斜磁場の振幅と持続時間で決まる値．

Balanced gradient echo (BGE) バランス型グラジエントエコー法 バランス型傾斜磁場と交代RFパルス（フリップ角を交互に+90°，-90°とする）を使用するグラジエントエコー法．

Bipolar 双極性 1) 磁石のN極，S極があること．2) 傾斜磁場が正と負の成分からなる状態．

Blipping ブリップ 位相エンコード傾斜磁場をわずかに変化させて隣接するk空間のラインに飛び移ること．

Blood oxygen level dependent (BOLD) 血液酸素濃度依存（BOLD）現象 ファンクショナルMRIにおいて，オキシヘモグロビンとデオキシヘモグロビンの磁化率の差を利用して脳皮質の活動を画像化する方法．

Brownian motion ブラウン運動 分子固有の運動（熱分子運動）．

Cardiac gating 心拍ゲート法 心臓の動きによるアーチファクト低減のため心臓の電気的活動をモニターする方法．

Centric K space filling セントリックオーダリング k空間の中心のラインを先に，周辺部を後で充填する方法．

Cerebral blood volume (CBV) 脳血液量 脳組織を灌流する単位時間あたりの脳血液量（mL/100g/分）．

Chemical shift 化学シフト 脂肪と水の歳差運動周波数の差．

Chemical shift artifact 化学シフトアーチファクト 脂肪と水の歳差運動周波数の差によって周波数エンコード軸方向に発生するアーチファクト．

Classical theory 古典理論 スピンの配向を磁気モーメントの方向によって説明する理論．

Co-current flow 平行流 スライス励起の順序と同じ方向の流れ．

Coherent コヒーレント 多数のスピンの位相が揃った状態．

Coherent gradient echo コヒーレント型グラジエントエコー法 リワインダーを使用して横磁化のコヒーレンスを維持するグラジエントエコー法．

Conjugate symmetry 共役対称 k空間におけるデータの対称性．

Contrast to noise ratio (CNR) CN比 隣接する2つの組織の信号雑音比（SN比）の比．

Countercurrent flow 反平行流 スライス励起の順序と反対方向の流れ．

Cross-talk クロストーク RFパルスによって目的とするスライスに隣接するスライスが励起されること．

Cryogen bath 冷媒槽 超電導磁石のコイルと取り囲む冷媒の容器．

Cryogens 冷媒 超電導磁石のコイルを超低温に冷却する物質．

Data point データポイント k空間上のデジタルデータ．空間エンコードによって生成され空間周波数の情報をもつ．

Decay 減衰 横磁化がコヒーレンスを失って減少すること．

Dephasing ディフェーズ 多数のスピンの位相が異なっていること．

Diamagnetism 反磁性 外部磁場中に置かれたとき，それと反対方向に弱い磁場をもつ物質の性質．

Diffusion 拡散 熱分子運動による分子のランダムな動き．

Diffusion tensor imaging (DTI) 拡散テンソル画像 非常に強い傾斜磁場を多方向にかけて得られる方向性をもつ拡散画像．

Diffusion weighted imaging (DWI) 拡散強調画像 拡散に鋭敏な傾斜磁場を組み込んだパルス系列．

Dipole-dipole interaction 双極子-双極子相互作用 励起されたスピンが近傍のスピンや電子の磁気的影響を受けること．

Dixon technique Dixon法 脂肪と水が逆位相になるTEを利用する脂肪抑制法．

DRIVE → FRE

Driven equilibrium 強制磁化回復法 横磁化を強制的に縦磁化に戻す先行パルス．T2強調度を増強する．DRIVE，FRFSEなどに利用される．

Duty cycle デューティサイクル 一定時間中，傾斜磁場が最大値となる時間の割合（％）．

Echo planar imaging (EPI) エコープラナー法 k空間上のエコーを1回（シングルショット）あるいは少数回（マルチショッ

ト)で収集する撮像法.

Echo spacing エコー間隔 FSE/TSE における各エコーの時間間隔.

Echo time エコー時間 →Time to echo

Echo train エコートレイン FSE/TSE において,一連の180°パルスとそれによるエコー.

Echo train length(ETL) エコートレイン長 FSE/TSE において,一連の180°パルスとそれによるエコーの数.ターボファクターともいう.

Effective TE 実効TE SSFP,FSE/TSE における励起パルスとエコーの時間間隔.

Electrons 電子 原子核の周囲を回る負の電荷をもつ素粒子.

Electromotive force(emf) 起電力 磁界の変化が誘導する電界で回路中に電流を発生する電圧.

Entry slice phenomenon 流入スライス現象 撮像領域に流入するスピンが飽和されていないために静止スピンよりも高信号となりコントラストを生ずる現象.

Ernst angle エルンスト角 一定のTR,T1のもとで信号強度が最大となるフリップ角.

Excitation 励起 RFパルスによりスピンにエネルギーを与えること.

Extrinsic contrast parameters 外因性パラメータ MR画像のコントラストを決定するパラメータのうちMRI装置のオペレータが設定,変更できるもの.

Faraday's law of induction ファラデーの電磁誘導の法則 閉回路中の磁束の変化とそれが誘導する起電力の関係を示す法則.

Fast Fourier transform(FFT) 高速フーリエ変換 周波数領域と時間領域,あるいは周波数領域と信号強度領域を変換する数学的操作.

FRFSE(Fast recovery FSE) FRFSE(高速回復FSE)法 残存横磁化を強制的に縦磁化に変換する先行パルスを加えたFSE法.

Fast spin echo(FSE) 高速スピンエコー法 スピンエコー法において,TRごとにk空間上の複数のラインを充填することにより,撮像時間を短縮する方法.ターボスピンエコー(TSE)ともいう.

Ferromagnetism 強磁性 外部磁場中に置かれたとき,それと同方向に強い磁場をもち,それを永久に維持する物質の性質.

Field of view(FOV) 撮像視野 撮像する解剖学的範囲.

FLAIR(fluid attenuated inversion recovery) FLAIR法 脳脊髄液を選択的に無信号とする反転回復法.

Fleming's right-hand rule →Ampere's law アンペールの法則

Flip angle フリップ角 巨視的磁化ベクトルが静磁場B_0となす角度.

Flow compensation フロー補正 傾斜磁場を追加することによりフローによる信号低下やアーチファクトを補正する方法.Gradient moment nulling(GMN)に同じ.

Flow encoding axis フローエンコード軸 位相コントラストMRAにおいて,フローを検出するための双極性傾斜磁場の方向.

Flow phenomenon フロー現象 フローによるMR信号の変化.タイムオブフライト現象(→),ボクセル内位相分散(→)などがある.

Flow-related enhancement フロー関連増強効果 →Entry slice phenomenon 流入スライス現象

Free induction decay(FID) 自由誘導減衰 緩和現象によるMR信号の減衰.

Frequency 周波数 スピンの回転,波の振動の速度(/s).

Frequency encoding 周波数エンコード 周波数によって信号の発生位置を決定する方法.

Frequency matrix 周波数方向マトリックス数 画像の周波数エンコード方向のピクセル数.

Frequency shift 周波数シフト 傾斜磁場に沿うスピンの周波数の変化.

Fresh spins 新鮮なスピン RFパルスの繰り返しを経験しておらず縦磁化がまだ大きいスピン.

Fringe field 漏洩磁場 MRI装置のボアの外に広がる磁場.

Functional MRI(fMRI) ファンクショナルMRI 脳の刺激による賦活時,安静時にMRIを撮像して,脳の活動部位を画像に表す撮像法.

Gadolinium(Gd) ガドリニウム 陽性造影剤.

Gauss(G) ガウス(G) 磁力の単位.1テスラ(T)=10,000ガウス(G).

Ghosting ゴースト 位相エンコード方向に現れる動きによるアーチファクト.

Gradient amplifier 傾斜磁場アンプ 傾斜磁場コイルに電力を供給するアンプ(増幅器).

Gradient echo(GRE, GE) グラジエントエコー 傾斜磁場によるリフェーズによって生成されるMR信号.

Gradient echo pulse sequence グラジエントエコー法 グラジエントエコーを骨格とする撮像法.

Gradient moment nulling(GMN) →Flow compensation フロー補正

Gradient spoiling 傾斜磁場スポイリング 傾斜磁場によって残存横磁化を破壊する(ディフェーズする)方法.

Gradients 傾斜磁場 場所に応じて線形に変化する磁場勾配を生成する電磁石.

Gyromagnetic ratio 磁気回転比 スピンの歳差運動周波数(ラーモア周波数)と磁場強度の比(Hz/T).

High-velocity signal loss 速いフローによる信号低下 スピンエコー法において高速のフローの信号が低下する現象.

Homogeneity 磁場均一性 MRI装置内の磁場の均一性.

Hybrid sequences ハイブリッド型パルス系列 グラジエントエコーとスピンエコーを組み合わせたパルス系列.磁化率アーチファクトが軽減される.例:GRASE(Gradient Echo and Spin Echo)など.

Hyperintense 高信号 画像で高輝度となる(白くみえる)状態.

Hypointense 低信号 画像で低輝度となる(黒くみえる)状態.

Image matrix 画像マトリックス 格子状にならんだピクセル.FOVを構成する.

Incoherent インコヒーレント 多数のスピンの位相が分散している状態.

Incoherent gradient echo インコヒーレント型グラジエントエコー法 スポイリングによって残存横磁化を破壊し,

T1強調とするグラジエントエコー法.

Induced electric current 誘導電流 閉回路中で磁石を動かすときに回路に発生する電流. MR信号は誘導電流である.

Inflow effect インフロー効果 → Entry slice phenomenon 流入スライス現象

Inhomogeneity 磁場不均一 磁場強度がMRI装置の静磁場と異なる部分.

Intra-voxel dephasing ボクセル内位相分散 フローによりボクセル内のスピンの位相が不揃い(インコヒーレントな状態)になること.

Intrinsic contrast parameters 内因性パラメータ MR画像のコントラストを決定するパラメータのうちMRI装置のオペレータが変更できないもの.

Inversion recovery(IR) 反転回復法 冒頭に180°パルスを使うパルス系列. 特定の組織を抑制する場合などに使用する.

Ions イオン 電子の過剰あるいは不足のため電荷をもつ原子.

Isointense 等信号 画像で周囲と等輝度にみえる状態.

Isotopes アイソトープ(同位体) 原子番号が同じで質量数の異なる原子.

J coupling Jカップリング 分子中のスピンの相互作用によりその共鳴周波数がわずかに変化する現象. この効果の減弱が, FSEにおける脂肪のT2延長, 高信号の一因.

K space k空間 MR信号の生データを格納する空間.

Larmor frequency ラーモア周波数 磁場中における原子核の歳差運動周波数. 磁場強度に, 原子核ごとに異なる磁気回転比をかけて求められる.

Lenz's law レンツの法則 電磁誘導において, 起電力はその原因となる磁場の変化を打ち消す方向に発生する.

Longitudinal plane 縦磁化平面 静磁場 B_0 に平行な面.

Magnetic flux density 磁束密度 磁力線の密度.

Magnetic isocenter アイソセンター MRI装置のボア内で, すべての傾斜磁場が0となる中心点.

Magnetic lines of flux 磁力線 磁石の両磁極を結ぶ, 磁力の向きを表す曲線.

Magnetic moment 磁気モーメント 磁石の磁力の向きと大きさを示すベクトル.

Magnetic susceptibility 磁化率 磁場中に置かれた物質が磁化される程度を示す量.

Magnetism 磁性 すべての物質がもつ, 原子の磁化率に応じて磁場に反応する性質.

Magnetization prepared gradient echo(MPRAGE) MPRAGE 先行パルスを使用した3D高速グラジエントエコー法.

Magnetization transfer 磁化移動 自由水のプロトンから結合水のプロトンに磁化が移動する現象. 磁化移動コントラスト(MTC)に利用される.

Magnitude image 振幅画像 位相コントラストMRAにおいて, サブトラクション画像から合成される振幅を濃淡に表示する画像.

Mass number 質量数 原子核の陽子数と中性子数の和.

Mean transit time(MTT) 平均通過時間 灌流画像で求められるパラメータのひとつ. さまざまな経路で血液が組織を通過する平均時間.

MR active nuclei MR対象核種 奇数個の陽子あるいは中性子をもち, 磁気共鳴現象を起こしてMR撮像の対象となりうる原子核.

MR angiography(MRA) MR血管撮像 移動するプロトンを含む血管と, その周囲の静止組織のコントラストにより血管を描出する方法.

MR signal MR信号 磁気共鳴現象によって受信コイルに発生する電圧.

Multishot(MS) マルチショット k空間のラインを複数回に分けて充填する方法.

Net magnetization vector(NMV) 巨視的磁化ベクトル 上向きスピン, 下向きスピンの総和としてできる磁化ベクトル.

Neutrons 中性子 原子核を構成する電荷をもたない粒子.

Null point ヌルポイント 反転回復法において, 縦磁化が0になる時点.

Number of excitations(NEX) →Number of signal averages(NSA) 平均加算回数

Number of signal averages(NSA) 平均加算回数 k空間で1本のラインを充填する繰り返し回数.

Nyquist theorem ナイキスト定理 MR信号を正確に再現するには, それに含まれる最大周波数の2倍以上の周波数でデータを収集する必要があるという定理.

Off resonant RF pulses オフレゾナントRFパルス 体動組織のラーモア周波数と少し異なる周波数のRFパルス. MTCに利用する.

On resonant RF pulses オンレゾナントRFパルス 対象とする組織のラーモア周波数をもつRFパルス.

Outer lines k空間の周辺部 k空間の上部あるいは下部の周辺部のラインで, 大きな位相エンコード傾斜磁場を使って充填される部分. 高空間周波数成分を含む.

Out-of-phase artifact 逆位相アーチファクト ボクセル内に脂肪と水が共存することにより信号が失われるアーチファクト.

Parallel alignment 平行配向 磁気モーメントが静磁場と同じ方向に配列する状態.

Parallel imaging パラレルイメージング 複数のコイルを使用して, TRごとにk空間の複数のラインを充填する方法.

Paramagnetism 常磁性 外部磁場中に置かれたとき, それと同方向の磁場をもち, 周囲の磁場を増強する物質の性質.

Partial averaging 部分アベレージ法 k空間のラインの一部のみデータを収集し, 残りは共役対称性をもとに推定して充填する方法. 部分フーリエ法ともいう.

Partial echo 部分エコー法 エコーの一部を収集し, 残りはk空間上で共役対称性をもとに推定して充填する方法.

Perfusion 灌流 血液が組織を流れる状態.

Periodicity 周期性 脂肪と水の位相が一定の時間間隔で一致する性質.

Permanent magnets 永久磁石 磁気を永続的に持続する物質.

Phase 位相 歳差運動するスピンがある時刻にとる位置.

Phase contrast angiography 位相コントラストMR血管撮像 双極性磁場によって移動するスピンと静止したスピンにコントラストをつけて表示する方法.

Phase curve 位相曲線 場所によって異なる位相の値をプロットした曲線.

Phase encoding 位相エンコード 位相によって信号の発生位置を決定する方法.

Phase image 位相画像 位相コントラストMRAにおいて,サブトラクション画像から合成される位相を濃淡に表示する画像.

Phase matrix 位相方向マトリックス 画像の位相エンコード方向のピクセル数.

Phase reordering 位相リオーダリング k空間のラインを充填する順序を通常の上→下と異なる順序にすること.

Phase shift 位相シフト 傾斜磁場によってスピンの位相が変化すること.

Pixel ピクセル FOVを構成する個々の要素.画素.

Polarity 極性 傾斜磁場のいずれの側が高いかを表す性質.コイルに流す電流の向きにより決まる.

Precession 歳差運動 静磁場B_0中に置かれたMR対象核種の,B_0を軸とする回転運動.

Precessional frequency 歳差運動周波数 MR対象核種の歳差運動の周波数(→ラーモア周波数).

Presaturation 前飽和 パルス系列の冒頭に置いたRFパルスで,移動するスピン,特定の組織のスピンなどの信号を消失させる方法.

Protium 軽水素 質量数,原子番号ともに1の水素の同位体.最も一般的なMR対象核種.

Proton density プロトン密度 単位体積あたりのプロトンの数.

Proton density weighted image プロトン密度強調像 組織のプロトン密度の差を反映する画像.

Protons 陽子,プロトン 原子核を構成する正の電荷をもつ粒子.

Pseudo-frequency 擬似周波数 撮像全体を通じて各ボクセル内のスピンの位相変化をプロットした位相曲線の周波数.

Pulse control unit パルス制御装置 パルス系列に応じて各種の傾斜磁場,RFパルスを適切なタイミングでオン/オフする装置.

Pulse sequence パルス系列 RFパルス,傾斜磁場,これを隔てる時間間隔からなり,MRIによる撮像方法を決めるプログラム.

Quantum theory 量子理論 スピンの配向をスピンのエネルギー状態によって説明する理論.

Quenching クエンチ コイルの超電導状態を解除する方法.この結果,磁場は消失する.

Radians/cm ラジアン/cm k空間のデータの単位.

Radiowaves ラジオ波 通信,放送に使われる周波数帯の電磁波.RF波.

Ramp sampling ランプ収集 周波数エンコード傾斜磁場が最大振幅となる前後の,立ち上がり/下がりつつある状態でもデータを収集する方法.

Readout gradient 読み出し傾斜磁場 周波数エンコード傾斜磁場.

Receive bandwidth 受信バンド幅 エコーを読み出すときの周波数の範囲.サンプリングレートを決定する.

Recovery 回復 緩和により縦磁化が増大すること.

Rectangular FOV 長方形FOV 位相方向マトリックス数が周波数方向より小さいFOV.

Relaxation 緩和 エネルギーを失って巨視的磁化が元に戻ること.

Relaxivity 緩和能 造影剤が組織の緩和時間を短縮する目安.

Repetition time(TR) 繰り返し時間 励起パルスの時間間隔.

Rephasing リフェーズ RFパルスや傾斜磁場を使って,失われた横磁化の位相を回復すること.

Residual magnetization 残存(横)磁化 定常状態において先行するRFパルスから発生した横磁化が残存しているもの.

Resistive magnet 常電導磁石 コイルに電流を流すことにより磁界を発生する磁石.

Resonance 共鳴 その物質固有の周波数(共鳴周波数)を受けるとエネルギーが移動する現象.

Respiratory compensation 呼吸補正法 患者の胸部に巻くベローズによって呼吸アーチファクトを抑制する方法.

Respiratory triggering 呼吸トリガー 呼吸状態をモニターして呼吸が停止すると撮像を開始する方法.

Rewinding リワインド 傾斜磁場により横磁化をリフェーズすること.

RF amplifier RFアンプ RF送信コイルに電力を供給するアンプ(増幅器).

RF pulse RFパルス 短時間照射するRF(ラジオ波).スピンを高エネルギー状態にする.

RF spoiling RFスポイリング RFパルスの位相を変えて照射することにより残存横磁化を破壊すること.

RF transmitter coil RF送信コイル スピンの共鳴周波数のRF波を送信して高エネルギー状態にするもの.

Rise time 立ち上がり時間 傾斜磁場をオンにするときゼロから最大値になるまでの時間,オフにするとき最大値からゼロになるまでの時間.

Rotating frame of reference 回転座標系 回転する座標軸に乗った観測者が,回転する物理現象を観測する状態.

Sampling rate サンプリングレート MR信号のデータを収集する速度.

Sampling time サンプリング時間 MR信号のデータを収集する時間.サンプリングウィンドウともいう.

Saturation 飽和 上向きのスピンと下向きのスピンが同数となった状態.

Sequential acquisition シーケンシャル撮像 各スライスについてすべてのデータを収集してから,次のスライスのデータを収集することを繰り返す撮像法.

Shim coil シムコイル 静磁場の均一性を高めるために使用される付加コイル.

Shimming シミング シムコイルを使って静磁場の均一性を最適化すること.

Signal to noise ratio(SNR) SN比 目的とする組織の信号と雑音の強さの比.

Single shot(SS) シングルショット法 k空間のすべてのラインを1回で充填する方法.

Slew rate スルーレート 傾斜磁場の最大値(T/m)と立ち上がり時間の比(T/m/s).

Slice encoding スライスエンコード 3D撮像において位

相エンコードでスライスの位置情報を与えること．
Slice selection　スライス選択　傾斜磁場を用いてスライスを選択すること．
Spatial encoding　空間エンコード　3次元の各方向についてMR信号の発生位置を決定すること．
Spatial resolution　空間分解能　空間の2点を識別する能力．
Specific absorption rate(SAR)　比吸収係数　RFパルスのエネルギーが組織に吸収される程度を示す指標．
Spectroscopy　スペクトロスコピー　組織の分子構造に基づく周波数スペクトル分布を分析する方法．
Spin down　下向きスピン　静磁場に対して反平行に配向する高エネルギー状態のスピン．
Spin echo(SE)　スピンエコー　180°パルスによってスピンをリフェーズすることにより得られるエコー．
Spin echo pulse sequence　スピンエコー法　スピンエコーを基本とするパルス系列．
Spin lattice relaxation　スピン-格子緩和　スピンのエネルギーが格子(周囲の環境)に放出される現象．
Spin-spin relaxation　スピン-スピン緩和　スピン同士の磁場が相互作用することによりディフェーズする現象．
Spin up　上向きスピン　静磁場に対して平行に配向する低エネルギー状態のスピン．
Spoiling　スポイリング　傾斜磁場あるいはRFパルスにより残存横磁化を破壊する方法．
Stationary frame of reference　静止座標系　静止した座標軸に乗った観測者が，運動する物理現象を観測する状態．
Steady state　定常状態　TRがT1，T2よりも短いとき，縦磁化，横磁化が一定の大きさに固定する状態．
Steady-state free precession(SSFP)　SSFP型グラジエントエコー法　縦磁化，横磁化ともに定常状態で撮像するグラジエントエコー法．真のT2強調像が得られる．
Stejskal Tanner scheme　Stejskal Tanner法　拡散強調画像のための基本的なパルス系列．180°パルスを挟んで対称的に傾斜磁場を配置する．
Stimulated echo　誘発エコー　定常状態において先行する3つのRFパルスの残存横磁化から発生するエコー．
Stimulated echo acquisition mode(STEAM)　STEAM法　MRスペクトロスコピーの撮像法のひとつ．連続する3つの90°パルスが発生する誘発エコーを利用する．
STIR(short tau/TI inversion recovery)　STIR法　反転回復法により脂肪の信号を選択的に抑制する脂肪抑制のひとつ．
Superconducting magnet　超電導磁石　コイルを超低温にして抵抗をほとんどゼロにする超電導状態を利用する電磁石．
T1 enhancement agent　T1強調造影剤　常磁性体造影剤(ガドリニウムなど)．おもにT1値を短縮してT1強調像で高信号となる．
T1 recovery　T1緩和　スピン-格子相互作用による縦磁化の回復．
T1 recovery time　T1緩和時間　T1緩和の時定数．縦磁化が63%回復する時間．
T1 weighted image　T1強調像　組織のT1値の差を反映する画像．
T2 decay　T2緩和　スピン-スピン相互作用による横磁化の減衰．
T2 decay time　T2緩和時間　T2緩和の時定数．横磁化が63%減衰する時間．
T2 enhancement agent　T2強調造影剤　超常磁性体造影剤(酸化鉄など)．おもにT2値を短縮してT2強調像で低信号となる．
T2 weighted image　T2強調像　組織のT2値の差を反映する画像．
T2*　T2*　磁場不均一による横磁化の減衰．
Time from inversion(TI)　反転時間　反転回復法において，反転パルスと励起パルスの時間間隔．TI時間，τともいう．
Tesla(T)　テスラ　磁場強度の単位．1テスラ(T) = 10,000ガウス(G)．
Time intensity curve　時間-信号強度曲線　灌流画像において，造影剤の動態を表す信号強度の曲線．
Time-of-flight angiography(TOF MRA)　タイムオブフライトMR血管撮像　インフロー効果によるコントラストを利用して血管を描出する方法．
Time-of-flight flow phenomenon　タイムオブフライト現象　移動するスピンが静止するスピンと異なる信号強度を示す現象．
Time to echo(TE)　エコー時間　励起パルスとエコーの時間間隔．
Transceiver coil　送信コイル　RFパルスの送受信を行うコイル．
Transmit bandwidth　送信バンド幅　RFパルスを送信するときの周波数の範囲．
Transverse plane　横磁化平面　静磁場B_0に直交する面．
Turbo factor　ターボファクター　→ETL　エコートレイン長
Turbo spin echo(TSE)　→FSE　高速スピンエコー
Velocity encoding(VENC)　VENC値　位相コントラストMR血管撮像において，表示される最大の流速(cm/s)を決定するパラメータ．
Volume coil　ボリュームコイル　広い範囲をカバーする送受信コイル．
Voxel　ボクセル　厚さを考えたピクセル(→ピクセル)．
Voxel volume　ボクセル容積　ボクセルの容積．
Watergram　水画像　非常にT2強調度の高いFSE/TSEで撮像し，水のみを高信号とした画像．
Weighting　強調　特定の内因性パラメータのコントラストが他に比較して優位となるように外因性パラメータを設定すること．

復習問題

(解答は，p.133〜134)

Chapter 2：原子の構造

① 原子にあって正の電荷をもつ粒子は何か？
- A．陽子
- B．中性子
- C．中間子
- D．光子
- E．電子

② MRI で利用される MR 対応核種はどれか？
- A．ヘリウム
- B．水素
- C．酸素
- D．炭素
- E．窒素

③ その核種が利用される理由はなぜか？ 2つ選べ．
- A．量が多い
- B．磁気モーメントが大きい
- C．原子が小さい
- D．電子が多い
- E．磁気モーメントが小さい

Chapter 3：スピンの配向

① 反平行に配向するスピンはどのようなエネルギー状態にあるか？
- A．低エネルギー
- B．高エネルギー
- C．無エネルギー
- D．等エネルギー
- E．中エネルギー

② 患者を静磁場 B_0 に置くとき起こる現象として誤っているものはどれか？ 2つ選べ．
- A．水素原子がエネルギーを授受する
- B．水素原子の磁気モーメントが B_0 の周囲を歳差運動する
- C．水素原子が B_0 に配向する
- D．水素原子の一部がエネルギーを獲得して保持する
- E．水素原子の磁気モーメントが B_0 に配向する

③ 巨視的磁化ベクトルを構成するものはどれか？
- A．すべてのスピンの磁気モーメント
- B．平行/反平行配向しているスピンの差し引きの磁気モーメント
- C．平行配向しているスピンの磁気モーメント
- D．反平行配向しているスピンの磁気モーメント
- E．インコヒーレントなスピンの磁気モーメント

Chapter 4：歳差運動

① 周波数の単位はどれか？
- A．ワット
- B．ジュール
- C．ヘルツ
- D．アンペア
- E．ニュートン

② 水素原子の磁気回転比はどれか？
- A．28.23 MHz/T
- B．42.57 MHz/T
- C．63.86 MHz/T
- D．127.72 MHz/T
- E．127.72 MHz/G

③ 臨床に使われる MRI における水素原子のラーモア周波数の帯域はどれか？
- A．赤外線
- B．ガンマ線
- C．可視光線
- D．ラジオ波
- E．マイクロ波

Chapter 5：共鳴現象と MR 信号

① 2つの物体が共鳴現象を起こすのはどの場合か？
- A．両者とも静止している
- B．一方が振動し，他方が静止している
- C．両者が異なる周波数で振動している
- D．両者が同じ周波数で振動している
- E．両者が同じ方向に伸張している

② 共鳴現象を起こすために必要な条件はどれか？
2つ選べ．
- A．B_0 に対して 90°方向のエネルギー
- B．ラーモア周波数で振動するエネルギー
- C．大きなフリップ角
- D．熱エネルギー
- E．縦方向のエネルギー

③ 励起パルスを加えるときに起こる現象はどれか？
2つ選べ．
- A．スピンの磁気モーメントがコヒーレント状態になる
- B．平行配向している磁気モーメントだけがコヒーレント状態になる
- C．横磁化が形成される
- D．縦磁化が形成される
- E．スピンがエネルギーを失ってディフェーズする

Chapter 8：T1 緩和・Chapter 9：T2 緩和

① T1 値，T2 値が最も長い組織はどれか？
- A．筋肉
- B．脂肪
- C．骨
- D．膠原線維
- E．水
- F．白質
- G．軟骨

② 組織のT1値を決定するものはどれか？ 2つ選べ．
- A．格子のエネルギー吸収能力
- B．RF の照射量
- C．磁気モーメントとブラウン運動の周波数の近似性
- D．分子間の距離
- E．ディフェーズの程度

③ 組織のT2値を決定するものはどれか？
- A．格子のエネルギー吸収能力
- B．RF の照射量
- C．磁気モーメントとブラウン運動の周波数の近似性
- D．分子間の距離
- E．縦磁化回復の程度

Chapter 10：T1 強調

① この画像の種類はどれか？

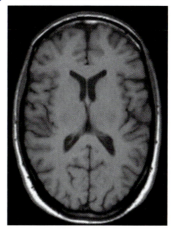

- A．T2 強調像
- B．拡散強調画像
- C．プロトン密度強調像
- D．T1 強調像
- E．FLAIR 像

② 1T 装置を使って SE 法でこの画像を撮像するとき，適切な TR はどれか？
- A．100 ms
- B．200 ms
- C．400 ms
- D．800 ms
- E．1600 ms

Chapter 11：T2 強調

① この画像の種類はどれか？

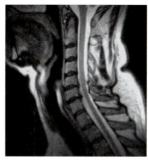

- A．T2 強調像
- B．拡散強調画像
- C．プロトン密度強調像
- D．T1 強調像
- E．STIR 画像

② 1T装置を使ってSE法でこの画像を撮像するとき，適切なTEはどれか？
- A．10 ms
- B．40 ms
- C．100 ms
- D．1000 ms
- E．1600 ms

Chapter 14：高速スピンエコー（ターボスピンエコー）の原理

① FSE/TSE法に特有の外因性パラメータはどれか？
- A．TI
- B．プロトン密度
- C．フリップ角
- D．ETL（ターボファクター）
- E．TR
- F．ADC

② それによって変化するものはどれか？2つ選べ．
- A．画像コントラスト
- B．拡散
- C．撮像時間
- D．T1緩和
- E．T2緩和

Chapter 15：高速スピンエコー（ターボスピンエコー）の応用

① FSE/TSE法でプロトン密度強調像を撮像する場合に適当なETL（ターボファクター）はどれか？
- A．2
- B．6
- C．16
- D．20
- E．120

② FSE/TSE法でT1強調像を撮像する場合に適当なETL（ターボファクター）はどれか？
- A．20
- B．4
- C．16
- D．2000
- E．120

③ FSE/TSE法でT2強調像を撮像する場合に適当なETL（ターボファクター）はどれか？
- A．2
- B．20
- C．1
- D．10
- E．2000

Chapter 16：反転回復法（IR）

① FLAIRは何の略か？
- A．fast low angle inversion recovery
- B．fat low attenuation inversion recovery
- C．fluid attenuation in resonance
- D．flip angle inversion recovery
- E．fluid attenuated inversion recovery

② 反転回復法に特有な外因性パラメータはどれか？
- A．TI
- B．プロトン密度
- C．フリップ角
- D．ETL（ターボファクター）
- E．TR
- F．ADC

③ STIRで信号が抑制される組織はどれか？
- A．水
- B．筋肉
- C．脂肪
- D．膠原線維
- E．肝

④ 1.5T装置において，STIRに最適なTIはどれか？
- A．5 ms
- B．50 ms
- C．75 ms
- D．150 ms
- E．1500 ms

Chapter 17：グラジエントエコー（GRE）法の原理

① GRE法について正しいものはどれか？
- A．180°パルスでスピンをリフェーズする
- B．常に大きな傾斜磁場を使用する
- C．傾斜磁場でスピンをリフェーズする
- D．90°パルスのみを使用する

E．位相エンコード傾斜磁場によってエコーを生成する

② **GRE法について正しいものはどれか？**
A．撮像時間が長い
B．180°パルスでスピンをリフェーズする
C．常に大きな傾斜磁場を使用する
D．さまざまなフリップ角を使用する
E．位相エンコード傾斜磁場によってエコーを生成する

Chapter 18：グラジエントエコー（GRE）法の臨床応用

① **GRE法でT1強調像を撮像するとき，最適なパラメータ設定はどれか？**
A．TR 35 ms，フリップ角 90°，TE 5 ms
B．TR 3500 ms，フリップ角 35°，TE 5 ms
C．TR 35 ms，フリップ角 35°，TE 15 ms
D．TR 3500 ms，フリップ角 35°，TE 15 ms
E．TR 35 ms，フリップ角 35°，TE 5 ms

② **GRE法でT2*強調像を撮像するとき，最適なパラメータ設定はどれか？**
A．TR 35 ms，フリップ角 35°，TE 5 ms
B．TR 35 ms，フリップ角 90°，TE 5 ms
C．TR 3500 ms，フリップ角 35°，TE 100 ms
D．TR 50 ms，フリップ角 15°，TE 15 ms
E．TR 350 ms，フリップ角 90°，TE 5 ms

Chapter 27：傾斜磁場

① **傾斜磁場の極性を変えるのはどれか？**
A．コイルに流れる電流の方向
B．コイルに流れる電流の大きさ
C．コイルの径
D．コイルの温度
E．コイルの大きさ

② **傾斜磁場の大きさを変えるのはどれか？**
A．コイルに流れる電流の方向
B．コイルの径
C．コイルに流れる電流の大きさ
D．コイルの抵抗
E．コイルの温度

③ **傾斜磁場の働きはどれか？**
A．静磁場の方向に沿って磁場の強さを線形に変化させる
B．傾斜磁場の方向に沿って磁気モーメントの歳差運動周波数を変化させる
C．傾斜磁場の方向に沿って磁気モーメントの位相を変化させる
D．上記のすべて

Chapter 28：スライス選択

① **古典的SE（CSE）法においてスライス選択傾斜磁場が加わるのはいつか？**
A．励起パルスと同時
B．リフェーズパルスと同時
C．エコーと同時
D．位相エンコード傾斜磁場と同時
E．励起パルスおよびリフェーズパルスと同時

② **スライス選択傾斜磁場の大きさを変化させるパラメータ設定はどれか？**
A．位相方向FOV
B．位相方向マトリックス数
C．周波数方向マトリックス数
D．スライス厚
E．周波数方向FOV

③ **一般的なタイプの超電導MRIで，z軸傾斜磁場が選択する断面はどれか？**
A．矢状断面
B．横（軸位）断面
C．冠状断面

Chapter 29：位相エンコード

① **古典的SE（CSE）法において位相エンコード傾斜磁場が加わるのはいつか？**
A．励起パルスと同時
B．リフェーズパルスと同時
C．エコーと同時
D．励起パルスとリフェーズパルスの間
E．励起パルスおよびリフェーズパルスと同時

② **位相エンコード傾斜磁場のステップ数を変化させるパラメータはどれか？**
A．位相方向FOV
B．スライス厚
C．周波数方向マトリックス数

- D．位相方向マトリックス数
- E．周波数方向 FOV

Chapter 30：周波数エンコード

① 古典的 SE（CSE）法において周波数エンコード傾斜磁場が加わるのはいつか？
- A．励起パルスと同時
- B．リフェーズパルスと同時
- C．エコーと同時
- D．励起パルスとリフェーズパルスの間
- E．励起パルスおよびリフェーズパルスと同時

② 周波数エンコード傾斜磁場の大きさを変化させるパラメータ設定はどれか？
- A．位相方向 FOV
- B．スライス厚
- C．周波数方向マトリックス数
- D．位相方向マトリックス数
- E．周波数方向 FOV

Chapter 31：k 空間とは？

① 空間エンコードの目的は何か？
- A．FID を生成する
- B．FID を収集する
- C．3 次元的に周波数の分布を知る
- D．3 次元的に磁場不均一の分布を知る
- E．エコーをシミングする

② k 空間の単位はどれか？
- A．ヘルツ
- B．メガヘルツ
- C．ラジアン/cm
- D．ラジアン/cm/ヘルツ
- E．ラジアン/ヘルツ

Chapter 34：データ収集：周波数方向

① 周波数方向マトリックス数で決まるものはどれか？
- A．エコーの大きさ
- B．k 空間の各ライン上のデータポイント数
- C．k 空間の各列のデータポイント数
- D．k 空間のライン数
- E．k 空間の各ラインを充填する回数

② 受信バンド幅を狭くするとき変化するものはどれか？3 つ選べ．
- A．サンプリング周波数
- B．平均加算回数（NSA/NEX）
- C．サンプリング時間
- D．マルチスライス数
- E．位相方向マトリックス数

Chapter 35：データ収集：位相方向

① 位相エンコード傾斜磁場について正しいものはどれか．2 つ選べ．
- A．最大振幅が位相方向 FOV を決める
- B．パルス系列内で振幅が変化する
- C．k 空間を上から下に充填するため極性が変化する
- D．励起パルスと同時に加わる
- E．常に x 軸方向のエンコードを行う

② 位相方向マトリックス数を決めるものはどれか？2 つ選べ．
- A．エコーの大きさ
- B．k 空間の各列のデータポイント数
- C．k 空間の各ライン上のデータポイント数
- D．k 空間のライン数
- E．k 空間の各ラインを充填する回数

Chapter 39：信号雑音比（SN 比）

① 平均加算回数（NSA/NEX）によって変化するものはどれか？
- A．エコーの大きさ
- B．k 空間の各ライン上のデータポイント数
- C．k 空間のライン数
- D．k 空間の各ラインを充填する回数
- E．k 空間の各列のデータポイント数

② 平均加算回数（NSA/NEX）を 2 倍にすると，SN 比はどのように変化するか？
- A．20％増
- B．20％減
- C．40％増
- D．40％減
- E．2 倍

③ 平均加算回数（NSA/NEX）を 2 倍にすると，撮像時間はどのように変化するか？
- A．20％増

B．20％減
C．40％増
D．2倍
E．4倍

④ SN 比が 2 倍になるのはどれか？
A．FOV を 2 倍にする
B．位相方向マトリックス数を 2 倍にする
C．スライスを 2 倍にする
D．TE を 2 倍にする

⑤ 受信バンド幅を広くするときの変化として正しいのはどれか？
A．SN 比が向上，最短 TE が短縮
B．SN 比が低下，最短 TE が延長
C．SN 比が向上，最短 TE が延長
D．SN 比が低下，最短 TE が短縮
E．SN 比，最短 TE ともに不変
F．SN 比が向上，最短 TE は不変
G．SN 比が低下，最短 TE は不変

Chapter 42：化学シフトアーチファクト

① 反位相画像の診断的有用性はどれか？
A．体動アーチファクトの低減
B．フローの定量
C．SN 比の向上
D．水と脂肪の識別
E．出血の検出

② 脂肪と水の歳差時間差を何というか？
A．TE
B．T2*
C．周期性（periodicity）
D．位相時間

Chapter 43：位相のミスマップ

① フロー補正法（flow compensation, gradient moment nulling）が有効なアーチファクトの原因はどれか？
A．低速の層流
B．タイムオブフライト（TOF）効果
C．乱流
D．呼吸
E．高速の渦流

② 体動アーチファクトはなぜ位相エンコード方向に出現するか？
A．解剖学的な長軸方向だから
B．データポイント間のサンプリング間隔が長いから
C．位相方向マトリックス数が撮像時間に影響するから
D．データポイント間のサンプリング間隔が短いから
E．上記のいずれでもない

Chapter 44：折り返しアーチファクト

① 折り返しを防ぐために有効な方法はどれか？
A．撮像時間を延長する
B．位相エンコード傾斜磁場を大きくする
C．位相方向 FOV を拡大する
D．位相方向マトリックス数を増やす
E．フリップ角を大きくする

② 周波数エンコード方向の折り返し防止に役立つのはどれか？2 つ選べ．
A．折り返し防止オプション
B．ローパスフィルタ
C．ナイキスト周波数でのサンプリング
D．周波数方向 FOV の変更
E．撮像時間の延長

Chapter 45：その他のアーチファクト

① 磁化率アーチファクトが顕著となる病変はどれか？
A．腫瘍の骨髄浸潤
B．腺腫
C．出血
D．感染
E．梗塞

② 磁化率アーチファクトが最も少ない撮像法はどれか？
A．GRE 法
B．SE 法
C．IR 法
D．STIR 法
E．シングルショット FSE/TSE 法

③ 磁化率アーチファクトが最も顕著な撮像法はどれか？
   A．GRE 法
   B．SE 法
   C．IR 法
   D．STIR 法
   E．シングルショット FSE/TSE 法

Chapter 54：MR の安全性：生体作用

① 患者によるラジオ波エネルギー吸収の目安となる SAR の単位はどれか？
   A．ジュール / 秒
   B．ワット / 秒
   C．ミリシーベルト
   D．ワット /kg
   E．ワット /cm^3

② スクリーニングを受けていない一般人が立ち入ることが許されない磁場強度の境界はどれか？
   A．0.5 ガウスライン
   B．0.5 テスラライン
   C．5 ガウスライン
   D．5 テスラライン
   E．1 ガウスライン

③ 胎児の MRI 撮像を依頼された．安全性の観点から重要な情報はどれか？
   A．母体の正常体重
   B．胎児の推定体重
   C．胎児の推定週齢
   D．母体と胎児の体重の合計
   E．母体の推定体重

④ SAR は何の略か？
   A．standard acquisition rate
   B．specific absorption ratio
   C．standard absorption ratio
   D．specific absorption rate
   E．specific acquisition rate

Chapter 55：MR の安全性：ミサイル効果

① MRI には一定の絶対禁忌がある．最も重要な禁忌を 4 つ選べ．
   A．妊娠
   B．低体重
   C．閉所恐怖
   D．心臓ペースメーカー
   E．刺青
   F．はずせない結婚指輪
   G．人工内耳
   H．てんかん
   I．心臓人工弁
   J．意識障害
   K．股関節置換術後
   L．豊胸術後
   M．ボディーピアス
   N．眼球内異物
   O．磁性脳動脈瘤クリップ
   P．パーキンソン病
   Q．義眼
   R．金属釘による大腿骨折術後
   S．臥位をとれない患者

② 人間を 25T MRI 装置で撮像する場合，最も考えられる安全上の問題は何か？
   A．騒音により鼓膜が破裂する
   B．電子レンジのような温熱にさらされる
   C．電離放射線を被曝する
   D．磁性体がなくとも吸引される
   E．安全上の問題はない

復習問題　解答

Chapter 2 :
① A　② B　③ A, B

Chapter 3 :
① B　② C, D　③ B

Chapter 4 :
① C　② C　③ D

Chapter 5 :
① D　② A, B　③ A, C

Chapter 8・9 :
① E　② A, C　③ D

Chapter 10 :
① D　② C

Chapter 11 :
① A　② C

Chapter 14 :
① D　② A, C

Chapter 15 :
① B　② B　③ D

Chapter 16 :
① E　② A　③ C　④ D

Chapter 17 :
① C　② D

Chapter 18 :
① A　② D

Chapter 27 :
① A　② C　③ D

Chapter 28 :
① E　② D　③ B

Chapter 29 :
① D　② D

Chapter 30 :
① C　② E

Chapter 31 :
① C　② C

Chapter 34 :
① B　② A, C, D

Chapter 35 :
① B, C　② B, D

Chapter 39 :
① D　② C　③ D　④ C　⑤ D

Chapter 42 :
① D　② C

Chapter 43 :
① A　② B

Chapter 44 :
① C ② B, C

Chapter 45 :
① C ② E ③ A

Chapter 54 :
① D ② C ③ C ④ D

Chapter 55 :
① D, G, N, O ② B

和文索引

あ

アイソセンター　55, 107
アナログ-デジタル変換　63
アルニコ　103
アンダーサンプリング　89, 91
アンペールの法則　3

い

イオン　5
イオン化　5
息止め法　87
位相　9
位相エンコード　55, 59
位相エンコード傾斜磁場　59, 65
　――の振幅　75
位相画像　97
位相曲線　71
位相コントラスト法 MRA　97
位相軸　63
位相シフト　59
位相方向　67
位相マトリックス数　73
位相ミスマップ　87
位相リオーダリング　29
インコヒーレント　9
インコヒーレント型 GRE 法　43
インターリーブ　91
インフロー効果　93

う・え

打ち切りアーチファクト　91

永久磁石　103
エイリアシング　89
液体窒素　103
液体ヘリウム　103
エコー　27
エコー間隔　29
エコー時間　13
エコーシフト　45
エコートレイン　29
エコートレイン長　13, 29
エコープラナー法　49
エルンスト角　35, 39

お

オキシヘモグロビン　53
オーバーサンプリング　77, 89
折り返し　89
　――, 位相方向の　89
　――, 周波数方向の　89
　――, 速度の　97
　――防止　77, 89

か

外因性パラメータ　13
回転座標系　19
外部磁場の不均一　15
ガウス　3
化学シフト　85
化学シフトアーチファクト　85
化学シフトイメージング　81
拡散　51
拡散強調画像　51
拡散係数　51
拡散テンソル画像　51
ガドリニウム　99, 101
加熱作用　109
渦流　93
感度プロファイル　77
灌流　51
灌流画像　51
緩和　15
　――メカニズム　15
緩和能　101

き

擬似周波数　71
希土類元素　101
キーホールイメージング　77
逆位相　81
逆位相アーチファクト　85
ギャップ　91
キャリブレーション　77
強磁性　3
共鳴現象　11
巨視的磁化　7
キレート　101
金属性インプラント　111

く

空間エンコード　55
空間分解能　83
クエンチ　111
グラジエント　35
グラジエントエコー　35
グラジエントエコー法　15, 35, 37
繰り返し時間　13
クロストーク　57, 91

け

経口造影剤　101
傾斜磁場　35, 55
　――コイル　107
　――の極性　75
　――の生体作用　109
血液量　51
原子核　5
原子番号　5

こ

格子　15
高信号　13
高速 GRE 法　48
高速 IR 法　33
高速スピンエコー法　29
高速度信号損失　93
高速フーリエ変換　63
呼吸トリガー法　87
呼吸補正　87
ゴースト　87
古典理論　7
コヒーレント　9
コヒーレント型 GRE 法　41, 45
コンカティネーション　91
コントラスト　13
コントラスト雑音比　13, 81

さ

歳差運動　9
歳差運動周波数　9
最大値投影法　99
サイドローブ　57
雑音　79
撮像時間　73

撮像視野　63, 83
撮像マトリックス　83
酸化鉄　101
サンプリングウィンドウ　35, 69
サンプリング時間　69
サンプリング周波数　69
サンプリングレイト　69

し

磁化移動　31
磁化移動コントラスト　81
磁化率　3, 91
磁化率アーチファクト　91
磁化率効果　15
磁気　3
磁気回転比　9
磁気モーメント　3
磁束密度　3
実効 TE　29, 45
ジッパーアーチファクト　91
質量数　5
脂肪　13
シミング　103
シムコイル　103
周期性　81
周波数エンコード　55, 61
周波数エンコード傾斜磁場
　　35, 61, 65
　　──の振幅　75
周波数軸　63
周波数シフト　61
周波数選択的脂肪抑制法　81
周波数方向　67
周波数マトリックス数　69
自由誘導減衰　11, 15
主磁場　3
受信コイル　105
受信バンド幅　69, 79, 85, 89
常磁性　3
常電導磁石　103
磁力線　3
シングル SE　27
シングルショット EPI　49
シングルショット法　75
信号　79
信号雑音比　79
人工内耳　111
心臓人工弁　111
心臓ペースメーカー　111
心拍ゲート法　87
振幅画像　97

す

スパイラル法　75

スピン　5
　──, 上向き　7
　──, 下向き　7
　──の配向　7
スピンエコー　27
スピンエコー法　15, 27
　──, 古典的　27
スピン-格子相互作用　15, 17, 101
スピン-スピン相互作用　15, 19, 101
スポイル　107
スライス厚　57, 83
スライスエンコード　43
スライス間隔　57
スライス選択　55, 57
スライス選択傾斜磁場　57, 65
スライスプロファイル　91
スルーレート　55, 107

せ

静止座標系　19
静磁場　108
　──の生体作用　108
設定上の TE　45
セントリックオーダリング　77
前飽和帯　87
前飽和法　87

そ

造影 MRA　99
造影剤　99, 101
　──, T1 強調　101
　──, T2 強調　101
造影タイミング　99
双極性　3
送受信コイル　105
送信コイル　105
送信バンド幅　57
層流　93
速度折り返し　97
組織選択的信号抑制　81

た

体動アーチファクト　87
体部コイル　105
タイムオブフライト現象　93
タイムオブフライト法　95
立ち上がり時間　55, 107
ターボ GRE 法　48
ターボスピンエコー法　29
ターボファクター　13, 29

ち

中間信号　13
中性子　5
超常磁性　3
超電導現象　103
超電導磁石　103
長方形 FOV　77

て

定常状態　39
低信号　13
ディフェーズ　9
デオキシヘモグロビン　53
テスト造影　99
テスラ　3
データ収集　61, 69
データ収集ウィンドウ　69
データ収集時間　69
データポイント　63
データ保存装置　107
デュアル SE　27
デューティサイクル　107
電子　5
電磁気　3
電磁石　103

と

同位相　81
同位体　5
頭部コイル　105
等方性拡散画像　51
トランシーバー　105

な

内因性パラメータ　13
ナイキスト定理　69, 89

ぬ・の

ヌルポイント　33

脳動脈瘤クリップ　111

は

配向　7
　──, 反平行　7
　──, 平行　7
パラレルイメージング　77
パラレルコイル　105
バランス型 GRE 法　47
パルス系列　15

136

──とリフェーズ方法　15
パルス制御装置　107
反磁性　3
反転回復法　33, 81
反転時間　13, 33
反平行流　93

ひ

比吸収率　109
ピクセル　63, 83
非等方性拡散画像　51
表面コイル　105
表面表示法　99

ふ

ファラデーの電磁誘導の法則　3
ファンクショナル MRI　53
フェイズドアレイコイル　79, 105
部分アベレージ法　77
部分エコー法　48
部分フーリエ法　77, 91
ブラウン運動　13
ブラーリング　87
ブリップ　75
フリップ角　11, 13, 35, 37, 79
プレサチュレーション　87
フロー　13
フローエンコード　97
フローエンコード軸　97
フロー関連増強効果　93
フロー現象　93

プロトン　5
プロトン密度　13, 17, 79
プロトン密度強調像　25, 37
フロー補正法　87

へ

平均加算回数　71, 73, 79, 87
平均通過時間　51
平行流　93
ベネチアンブラインドアーチファクト　95
ヘモグロビン　53

ほ

飽和　17
ボクセル　63, 83
ボクセル内位相分散　93
ボケ　87
ボーラストラッキング法　99

ま・み

マルチショット EPI　49

見かけの拡散係数　13, 51
ミサイル効果　111
ミサイル物体　109
水　13
水励起法　81
脈拍ゲート法　87

ゆ・よ

誘導電流　3

陽子　5
横磁化　11
──, 残存　39

ら

ライン　63
ラジオ波　11
ラーモア周波数　9
ラーモアの式　9
ランプ収集　48
ランプパルス　95
乱流　93

り

リダクションファクター　77
リードアウト　61
リフェーズ　9
流入スライス現象　93
量子理論　7
リワインダー　41
リワインディング　35
リワインド　107

れ

冷媒　103
レンツの法則　3

欧文索引

180°パルス　27
2Dシーケンシャル撮像　73
2Dマルチスライス撮像　73
3D volumetric acquisition　73
3Dボリューム撮像　73
90°励起パルス　27

A
actual TE　45
ADC　51
AD変換　63
aliasing　89
alignment　7
　——, antiparallel　7
　——, parallel　7
alnico　103
anti-aliasing　77, 89
apparent diffusion coefficient　51

B
B_0　3
bipolar　3
blip　75
blood oxygenation level dependent　53
blurring　87
body coil　105
BOLD現象　53
bolus tracking　99
breath-holding　87
b値　13, 51

C
calibration　77
cardiac gating　87
CBVマップ　51
CE-MRA　99
centric ordering　77
chemical shift　85
chemical shift artifact　85
CNR　13
CN比　13, 81
co-current flow　93
concatenation　91
contrast enhanced MRA　99
contrast to noise ratio　13, 81

countercurrent flow　93
cross-talk　57, 91
cryogen　103
CSE　27

D
dephase　9
diamagnetism　3
diffusion　51
diffusion tensor imaging　51
diffusion weighted imaging　51
Dixon法　81, 85
DRIVE　31
DTI　51
duty cycle　107
DWI　51

E
echo planar imaging　49
echo shift　45
echo train　29
echo train length　29
effective TE　29, 45
electron　5
entry slice phenomenon　93
EPI　49
　——, MS-　49
　——, SS-　49
Ernst angle　35, 39
ETL　13, 29

F
FA　13
fast Fourier transform　63
fast inversion recovery　33
fast spin echo　29
ferromagnetism　3
FFE　41
FFT　63
FID　11, 15, 39
field of view　63, 83
FISP　41
FLAIR　33
FLASH　43
flip angle　11, 13, 35, 79
flow compensation　87

flow encoding　97
　—— axis　97
flow-related enhancement　93
fluid attenuated inversion recovery　33
fMRI　53
FOV　63, 83
　——, 長方形　77
free induction decay　11
frequency encoding　61
frequency shift　61
FRFSE　31
FSE　29
　——, SS-　31
functional MRI　53

G
G　3
gadolinium　99, 101
gauss　3
Gd　99, 101
ghosting　87
gradient　55
gradient echo　15, 35
gradient moment nulling　87
GRASS　41
GRE　35
GRE法　15, 35, 37, 75
　——, インコヒーレント型　43
　——, 高速　48
　——, コヒーレント型　41, 45
　——, ターボ　48
　——, バランス型　47
gyromagnetic ratio　9

H
HASTE　31
head coil　105
high velocity signal loss　93

I
in phase　81
in-flow effect　93
interleave　91
intra-voxel dephasing　93
inversion recovery　33

iron oxides　101
IR法　33
　　──, 高速　33
isotope　5

J・K

J-coupling　31

k space　63
keyhole imaging　77
k空間　63
　　──とコントラスト　67
　　──と輝度　67
　　──と空間分解能　67
　　──の軌跡　75
　　──の充填法　65

L

laminar flow　93
lattice　15

M

magnetic isocenter　55
magnetic moment　3
magnetic susceptibility　3, 91
magnetic susceptibility artifact　91
magnetization prepared gradient echo　49
magnetization transfer　31
magnetization transfer contrast　81
magnitude image　97
maximum intensity projection　99
MIP　99
motion artifact　87
MOTSA　95
MPRAGE法　49
MR active nuclei　5
MR angiography　95
MR spectroscopy　53
MRA　95
　　──, 造影　99
　　──PC　97
　　──TOF　95
MRS　53
MRスペクトロスコピー　53
MR血管撮像　95
MR信号　11
MR対象核種　5
MT　31
MTC　81
MTT　51
multiple overlapping thin slab acquisition　95

N

navigator echo法　87
net magnetization　7
neutron　5
NEX　73
NSA　71, 73, 79
　　──低減　73
null point　33
number of excitations　73
number of signal averages　71, 73
Nyquist theorem　69

O

opposed phase　81
out of phase　81
　　──artifact　85
over-sampling　77, 89

P

parallel coil　105
parallel imaging　77
paramagnetism　3
PC MRA　97
　　──, 2D　97
　　──, 3D　97
PD weighted image　25
perfusion　51
periodicity　81
peripheral gating　87
permanent magnet　103
phase　9
phase contrast MRA　97
phase curve　71
phase encoding　59
phase image　97
phase mismapping　87
phase reordering　29
phase shift　59
phased array coil　79, 105
pixel　63
precession　9
presaturation　87
presaturation band　87
projectile effect　111
proton　5
proton density　17
proton density weighted image　25
pseudo-frequency　71

Q・R

quench　111

ramp sampling　48
ramped RF pulse　95
rapid acquisition with relaxation enhancement　29
RARE　29
reduction factor　77
relaxation　15
relaxivity　101
repetition time　13
rephase　9
resistive magnet　103
resonance　11
respiratory triggering　87
rewinding　35
RF spoiling　43
RFコイル　105
RFスポイリング　43
RF波　11
rise time　55, 107

S

SAR　109
saturation　17
SE　27
sensitivity profile　77
SE法　15, 27, 75
shaded surface display　99
shim coil　103
shimming　103
short TI inversion recovery　33
side lobe　57
signal-to-noise ratio　79
slew rate　55, 107
slice selection　57
SN比　79
SPAIR法　81
spatial encoding　55
spatial resolution　83
specific absorption rate　109
spectral fat suppression　81
SPGR　43
spin echo　15, 27
　　──, conventional　27
SSD　99
steady state　39
STEAM法　53
Stejskal-Tanner法　51
stimulated echo acquisition mode　53
STIR法　33, 81
super-paramagnetism　3
surface coil　105
surface rendering　99

T

T　3
T1 FFE　43
T1 recovery　17
T1 weighted image　21
T1 緩和　15, 17
T1 緩和時間　13, 17
T1 強調像　21
T2 weighted image　23
T2 緩和　15, 19
T2 緩和時間　13
T2 強調像　23
T2*緩和　15
T2*強調像　37
tailored RF pulse　91

TE　13, 79
tesla　3
TF　13
TI　13, 33
time to echo　13
time-of-flight　93, 95
TOF　93, 95
TOF MRA　95
　――, 2D　95
　――, 3D　95
TR　13, 73, 79
　―― 短縮　73
transmit bandwidth　57
truncation artifact　91
TSE　29
turbo spin echo　29

turbulent flow　93

V

velocity aliasing　97
velocity encoding　97
VENC 値　97
Venetian blind artifact　95
vortex flow　93
voxel　63

W・Z

water excitation　81

zipper artifact　91

一目でわかる MRI 超ベーシック

定価：本体 3,200 円＋税

2017 年 1 月 25 日発行　第 1 版第 1 刷©
2023 年 3 月 1 日発行　第 1 版第 4 刷

著　者　キャサリン ウエストブルック

訳　者　百島 祐貴・押尾 晃一

発行者　株式会社　メディカル・サイエンス・インターナショナル
　　　　代表取締役　金子 浩平
　　　　東京都文京区本郷 1-28-36
　　　　郵便番号 113-0033　電話 (03)5804-6050

印刷：三美印刷／表紙装丁：トライアンス

ISBN 978-4-89592-869-4　C 3047

本書の複製権・翻訳権・上映権・譲渡権・貸与権・公衆送信権(送信可能化権を含む)は(株)メディカル・サイエンス・インターナショナルが保有します。本書を無断で複製する行為(複写、スキャン、デジタルデータ化など)は、「私的使用のための複製」など著作権法上の限られた例外を除き禁じられています。大学、病院、診療所、企業などにおいて、業務上使用する目的(診療、研究活動を含む)で上記の行為を行うことは、その使用範囲が内部的であっても、私的使用には該当せず、違法です。また私的使用に該当する場合であっても、代行業者等の第三者に依頼して上記の行為を行うことは違法となります。

JCOPY 〈出版者著作権管理機構 委託出版物〉
本書の無断複写は著作権法上での例外を除き禁じられています。複写される場合は、そのつど事前に、出版者著作権管理機構(電話 03-5244-5088, FAX 03-5244-5089, info@jcopy.or.jp)の許諾を得てください。